Babybrei und Beikost Kochbuch

150 Rezepte um deinem Baby schnelle, leckere und vollwertige Mahlzeiten zu bieten

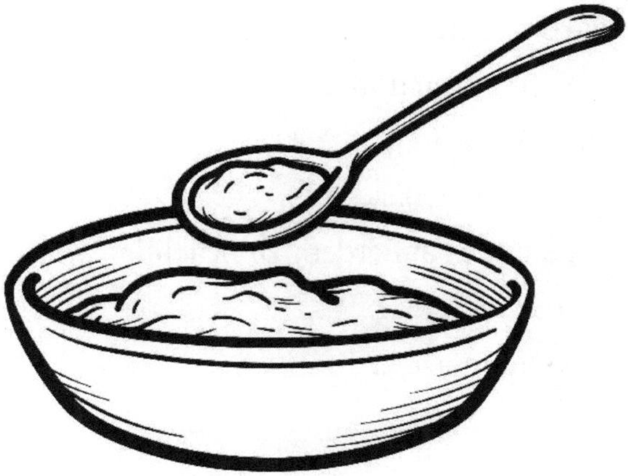

Inhaltsverzeichnis

Einleitung

Für alle Eltern und Kinder kommt irgendwann der Tag an dem die Beikosteinführung startet. Statt Muttermilch oder Fläschchen gibt es nun das erste Mal richtige Nahrung. Damit unsere Kinder nur das Beste bekommen machen wir uns im Vorfeld jede Menge Gedanken: Womit fängt man an, welche Zutaten sollten unbedingt enthalten sein, auf welche Nährstoffe muss man achten, ...? Es gibt viel zu lernen und auszuprobieren. Damit das nicht in Stress und Verunsicherung ausartet, finden sich in diesem Buch alle Infos die es braucht, um den eigenen Nachwuchs souverän zu begleiten - von den ersten Löffeln Brei bis hin zu richtiger, fester Nahrung.

Im Vergleich zu gekauftem Babybrei hat die frische Zubereitung zu Hause einige Vorteile. In fertigen Produkten sind oft Aromen, zugesetzter Zucker, Konservierungsstoffe oder andere Zusätze enthalten, die nichts in einem Babymagen verloren haben. Außerdem werden Babybreie vor dem Verkauf lange und hoch erhitzt, um sie haltbar zu machen. Dadurch geht leider ein großer Teil der wertvollen gesunden Nährstoffe verloren. All diese Probleme lassen sich umgehen, indem man den Brei für sein Kind selbst zubereitet, weshalb sich in diesem Buch 150 Rezepte für gesunde und einfache Mahlzeiten finden.

Was ist Beikost eigentlich?

Der Name Beikost verrät es eigentlich schon: Es geht nicht darum die Muttermilch oder Milchfläschchen komplett zu ersetzen, sondern darum sie zu ergänzen. Im kompletten ersten Lebensjahr sollte Milch die Hauptnahrung des Kindes sein, da so die optimale Energie- und Nährstoffzufuhr sichergestellt wird. Als Beikost zählt tatsächlich alles, was keine Muttermilch oder Säuglingsnahrung ist - also Brei, feste Nahrung, Getränke, ...

Wann kann mit der Beikost gestartet werden?

Zum idealen Startzeitpunkt gibt es unterschiedliche Meinungen und Empfehlungen. Aus wissenschaftlicher Sicht lässt sich sagen: der perfekte Zeitpunkt liegt irgendwo um den sechsten Monat herum, nämlich dann wenn alle Reifezeichen erfüllt sind. Dadurch wird sichergestellt dass der Babydarm tatsächlich bereit für die Verdauung von richtiger Nahrung ist. Eine zu frühe Beikosteinführung steht in Verbindung mit Unverträglichkeiten und Darmerkrankungen, weshalb man seinem Baby unbedingt die Zeit geben sollte die es braucht - auch wenn man selbst vielleicht schon ungeduldig auf den Beikoststart wartet. Am Besten denkt man immer daran, dass der Tag des ersten Löffels Brei sowieso kommen wird, da kann man auch ruhig noch ein paar Tage länger warten, bis das Baby wirklich bereit und gesundheitlich in der Lage ist, feste Nahrung bzw. Nahrungsbrei zu verdauen.

Das sind die Reifezeichen

Die Reifezeichen für die Beikost wurden von der Weltgesundheitsorganisation WHO definiert und beinhalten drei Punkte, welche alle erfüllt sein sollten.

Der erste Anhaltspunkt ist die Koordination der Hand-Mund-Bewegung. Das Kind sollte in der Lage sein, Dinge selbstständig zu greifen und zum Mund zu führen. Es reicht nicht, wenn das Baby Interesse bekundet, indem es zum Beispiel den Eltern beim Essen zusieht.

Das zweite Reifezeichen ist die Rumpfstabilität. Der Nachwuchs sollte in der Lage sein entweder selbstständig, oder mit leichter Unterstützung (beispielsweise auf dem Schoß eines Elternteils) für mehrere Minuten aufrecht zu sitzen. Sackt das Baby zusammen oder kann sich nicht aufrecht halten, ist die Gefahr für das Verschlucken deutlich erhöht, weshalb man in diesem Fall unbedingt noch mit der Beikosteinführung warten sollte.

Das letzte Anzeichen für die Bereitschaft für feste Nahrung ist das nicht mehr Vorhandensein des Zungenstoßreflexes. Babys kommen mit diesem Reflex auf die Welt, er sorgt dafür das keine Fremdkörper in den Mund gelangen und verschluckt werden. Kommt irgendwann der Tag an dem das Kind nicht mehr alles mit der Zunge aus dem Mund schiebt, kann auch dieses Reifezeichen als erfüllt angesehen werden.

Und wie geht es jetzt weiter?

Sind alle drei Reifezeichen für die Beikost erfüllt, kann mit der ersten Breimahlzeit begonnen werden. Es ist empfehlenswert, dabei nach einem bestimmten Schema vorzugehen.

Da Babys durchschnittlich mit sechs Monaten bereit für die Beikost sind, steht dieser Lebensmonat im Beikost-Plan für den Beginn der Reise. Ist das Baby bereits früher oder auch erst später bereit, können alle Schritte einfach entsprechend nach hinten verschoben werden.

6. Monat

In den ersten sieben Tagen sollte man langsam starten, um den Verdauungstrakt und die Geschmacksnerven des Babys nicht zu überfordern. Aus diesem Grund gibt es einmal am Tag Gemüsebrei, der lediglich aus einer Sorte Gemüse bestehen sollte.

Der Brei wird Mittags eingeführt - dann ist das üblicherweise Baby wach und aufnahmefähig, und wird nicht durch den anschließenden Verdauungsvorgang beim Schlafen gestört, wie es durch einen Abendbrei der Fall sein könnte.

Nach einer Woche kann der Mittagsbrei um einige Komponenten erweitert werden: Fleisch, Fisch, Getreide, Hülsenfrüchte und Kartoffeln.

Da tierische Proteine in größeren Mengen ungesund bis schädlich für Kinder sind, sollte Fleisch nur drei mal die Woche angeboten werden. Für eine ausgewogene Nährstoffversorgung außerdem ein- bis zweimal wöchentlich Fisch und zwei bis dreimal ein vegetarischer Brei.

Während in den ersten Wochen nach dem Brei noch eine Still- oder Flaschenmahlzeit angeboten werden kann (um sicherzustellen, dass genug Nahrung tatsächlich im Magen angekommen ist), sollte am Ende des Monats eine komplette Milchmahlzeit durch den Brei ersetzt worden sein. Das Baby kann nämlich üblicherweise zu diesem Zeitpunkt den Brei als vollwertige Mahlzeit verstehen.

7. Monat

Der Verdauungstrakt des Nachwuchses hatte nun schon vier Wochen Zeit sich an die neue Nahrung zu gewöhnen, weshalb der Speiseplan um eine weitere Komponente erweitert werden kann: den Abendbrei.

Dieser besteht aus Getreide, Milch und etwas Obst. Als Milch kann sowohl Kuhmilch als auch Pflanzenmilch, Muttermilch oder PRE verwendet werden.

8. Monat

Sofern es mit dem Mittagsbrei und dem Abendbrei gut funktioniert, kann im achten Monat der Nachmittagsbrei eingeführt werden, welcher aus Getreide und Obst besteht.

9.-10. Monat

Das Baby hat sich an feste Kost gewöhnt und braucht nur noch wenige Still- oder Flaschenmahlzeiten. Zusätzlich zu den Breimahlzeiten können jetzt feste Snacks angeboten werden - entweder als Ganzes zum Erkunden oder klein geschnitten. Mit Salz sollte man dabei zurückhaltend sein, und auch Milchprodukte sollten nur in geringem Maß verwendet werden, da über den Brei bereits genug tierisches Protein aufgenommen wird.

11.-12. Monat

Inzwischen sollte sich eine gut funktionierende Routine eingestellt haben, der Körper hat sich an die neue Nahrung vollständig gewöhnt, und das Baby hat die ersten Versuche mit fester Nahrung gestartet.

Jetzt ist es so weit: Man kann mit den ersten gemeinsamen Mahlzeiten starten. Gewürze sind jetzt kein Problem mehr und auch verschiedene Konsistenzen können ohne Bedenken angeboten werden. Am Besten startet man erst einmal mit dem Frühstück, es können aber bald auch die Breie durch richtige Mahlzeiten ersetzt werden.

Wichtige Beikost-Grundsätze

Eine Portion Fett

Für eine optimale Nährstoffaufnahme ist es wichtig jeden Brei mit Öl oder etwas sehr fetthaltigem, wie zum Beispiel Avocado, anzureichern. Das hat gleich mehrere Vorteile:

- fettlösliche Vitamine wie Vitamin E, Vitamin K und Beta-Karotin werden deutlich besser vom Körper aufgenommen
- die in pflanzlichen Ölen enthaltenen Fettsäuren wirken positiv auf das Immunsystem, die Gehirnentwicklung, das Herz-Kreislauf-System und das generelle Wachstum des Körpers
- gesunde Öle erleichtern die Verdauung

Welches Öl eignet sich für die Beikost?

Wichtig ist vor allem dass kein raffiniertes Öl verwendet wird. Dieses wurde bei der Herstellung erhitzt und hat dadurch den Großteil seiner Nährstoffe verloren, außerdem werden die eigentlich gesunden Fettsäuren in teils ungesunde Stoffe umgewandelt.

Aus diesem Grund sollte man auf extra native, kaltgepresste Öle zurückgreifen. Empfehlenswert sind Rapsöl, Olivenöl und Leinöl.

Rapsöl ist am mildesten im Geschmack, während Leinöl und Olivenöl einen deutlichen Eigengeschmack mitbringen. Damit die Nährstoffe durch die Hitze nicht zerstört werden darf das Öl nicht schon beim Kochen zugegeben werden, sondern erst ganz am Schluss, idealerweise wenn der Brei schon auf Esstemperatur abgekühlt ist.

Eine Portion Vitamin C

Zwischen dem vierten und sechsten Lebensmonat fangen die Eisenspeicher des Kindes an sich zu leeren. Eisen spielt eine wichtige Rolle im menschlichen Organismus und ist unter anderem wichtig für die Blutbildung, den Sauerstofftransport und das Immunsystem.

Der Eisenbedarf ist bei Kindern recht hoch, weshalb man ein Auge darauf haben sollte genügend eisenreiche Mahlzeiten anzubieten.

Dies wird zum einen durch Fleisch, Hülsenfrüchte und Vollkorngetreide sichergestellt, zum anderen indem man die Aufnahme des Mineralstoffs steigert.

Dafür ist es nötig, jede Mahlzeit mit etwas Vitamin C anzureichern. Dadurch wird im Darm bis zu drei mal so viel Eisen aufgenommen als ohne zusätzliches Vitamin C.

Aus diesem Grund enthalten alle Rezepte in diesem Buch etwas Obstmus, frische Früchte oder Fruchtsaft.

Tierische Proteine

Kuhmilch und Fleisch sind ausgezeichnete Nährstoffquellen, enthalten jedoch auch jede Menge Eiweiß. Das Problem daran ist, dass überschüssige Proteine vom Körper zu Harnstoff umgewandelt und über den Urin abgeleitet werden. Ein Kinderkörper hat nur wenig Kapazitäten für diese Umwandlung, weshalb der Harnstoff im Blut verbleibt und so zu gesundheitlichen Schäden führen kann.

Aus diesem Grund sollten Babys maximal 200ml Kuhmilch am Tag aufnehmen. Gegen Ende des ersten Lebensjahres, so bald feste Nahrung eingeführt wird, dürfen es auch etwas mehr Proteine sein. Trotzdem sollte man es nicht übertreiben und lieber nicht jeden Tag Milchprodukte servieren. Gleiches gilt für Fleisch, es sollte maximal drei mal die Woche auf dem Teller landen.

Anders sieht es mit Eiweiß aus pflanzlichen Produkten aus: dieses kann vom Körper problemlos und ohne ungesunde Umwandlungsstoffe verarbeitet werden.

Diese Dinge gilt es außerdem zu beachten:

Wir alle wollen das Beste für unsere Kinder. Damit der Nachwuchs auch wirklich das bekommt was er braucht, sollte man diese Punkte im Blick haben:

Getränke

Sobald es die erste Breimahlzeit gibt, sollte dem Kind auch etwas zu trinken angeboten werden. Wichtig ist, dass nur Wasser oder ungesüßter Tee zur Verfügung steht - Säfte oder Schorlen sollten nicht auf dem Speiseplan stehen, da diese zu viel Zucker enthalten. Manche Babys trinken gerne aus einer Flasche, andere sind sehr geschickt darin aus kleinen Gläsern zu trinken. Um zu testen was besser angenommen wird, kann man einfach ein paar mal ein Schnapsglas mit Wasser anbieten und sehen wie es klappt. Sollten die ersten Versuche noch nicht so gut laufen ist das kein Grund zur Sorge, sondern ganz normal. In der Regel ändert sich das schnell und die Kleinen haben jede Menge Spaß daran, ihren Durst auf diese Art zu löschen.

Kein oder wenig Salz

Salz und Gemüsebrühe sind für empfindliche Babymägen nicht geeignet und können die Nieren im schlimmsten Fall sogar überlasten. In den ersten Monaten sollte also auf jeden Fall auf Salz, gesalzene Brühe und salzreiche Produkte wie Sojasauce oder Misopaste verzichtet werden. Gegen Ende des ersten Lebensjahres kann mit geringen Mengen Salz gestarten werden, zum Beispiel in Brot oder Aufstrichen. Mehr als ein Gramm pro Tag sollte es aber nicht sein.

Gewürze

Zu Beginn der Beikost-Zeit sollten die Breie ungewürzt angeboten werden, damit sich die empfindlichen Geschmacksknospen des Kindes erst einmal an die einzelnen Komponenten gewöhnen können.

Sobald die erste feste Nahrung eingeführt wird, kann man auch mit Gewürzen starten. Dabei ist nichts verboten, alles kann ausprobiert werden. Manche Kinder mögen es scharf, andere mögen Kräuter, wieder andere lieben Knoblauch. Durch Gewürze werden die Gerichte spannender, und das Baby ist vielleicht mit noch mehr Freude dabei als zuvor.

Mit Freude dabei

Wir geben uns die größte Mühe: kochen aufwändig, mit den hochwertigsten Zutaten und den besten Absichten. Und dann: spuckt der Nachwuchs alles aus, patscht mit den Händen im Brei herum oder probiert nicht einmal. Klar, das kann frustrierend sein - sehr sogar. Man sollte sich aber immer wieder in Erinnerung rufen, dass es völlig normal ist dass Babys ihre Umwelt mit allen Sinnen erkunden - oder manchmal eben keine Lust auf etwas Neues haben. Die Aufgabe der Eltern ist es einfach nur, gute Voraussetzungen zu schaffen. Durch gesunden Brei, eine schöne, idealerweise ruhige Essumgebung und eine positive Atmosphäre ohne Druck oder Zwang. So lernen Kindern von klein auf ein gesundes Essverhalten kennen.

Ideale Umgebung

Wir kennen es ja von uns selbst: schnell ein Brötchen auf dem Weg zum Bahnhof zu essen macht nicht annähernd so viel Spaß wie ein entspanntes Dinner bei Kerzenschein mit dem Liebsten. Kerzenschein braucht es zwar für die ersten Breimahlzeiten nicht, eine angenehme Umgebung ist aber dennoch wichtig.

Damit sich das Baby nicht verschluckt, braucht man einen stabilen Hochstuhl mit einer geraden Lehne und einer Möglichkeit, die Füße abstellen zu können. Das ist ganz wichtig, damit das Kind die Möglichkeit hat sich abzustützen, sollte es doch mal zum Verschlucken kommen. Außerdem ist es auf Dauer ziemlich unbequem, mit hängenden Füßen zu sitzen.

Ein weiterer Faktor, der vor unnötigem Verschlucken schützt, ist eine ruhige Umgebung. Laute Geräusche, herumspringende Geschwister, oder eine Mama die nebenbei den Haushalt erledigt, können dafür sorgen, dass die Konzentration des kleinen Ess-Anfängers nicht mehr bei seiner Mahlzeit liegt, sondern auf seiner Umgebung. So erhöht sich das Risiko des Verschluckens und es landet erfahrungsgemäß wenig im Magen, da alles andere spannender ist als die Mahlzeit.

Einfrieren statt wegwerfen

Damit nicht mehrmals am Tag neu gekocht werden muss, kann man den Brei einfach in größeren Mengen zubereiten und einfrieren. Dafür eignen sich Eiswürfelformen besonders gut, da man so ganz leicht die perfekte Menge entnehmen kann. Diese können dann einfach bei mittlerer Hitze aufgewärmt werden. Am besten nur so lang wie es wirklich nötig ist, und nicht aufkochen sondern nur erwärmen - so bleiben möglichst viele Nährstoffe erhalten.

Hinweis zu den Rezepten

Die Rezepte verzichten bewusst auf Bilder/Fotos, da die Gerichte am Ende sowieso nie so aussehen, wie auf den Fotos.

Somit werden die Druckkosten gesenkt und das Buch kann Ihnen billiger angeboten werden .

Jedes Rezept lässt sich probemlos nachkochen, da eine ausführliche Schritt für Schritt Anleitung vorhanden ist.

6. Lebensmonat

6

Karotten-Brei

6. Monat, erste Woche

Zutaten:

- 500g Karotten
- 250ml Wasser
- 2 TL kaltgepresstes Leinöl

Zubereitungszeit: 25 Minuten

Zubereitung:

Die Karotten waschen, in Scheiben schneiden und im Wasser köcheln bis sie weich sind. Pürieren und das Leinöl unterrühren.

Info:

Karotten sind reich an Vitamin A, Vitamin C, Vitamin K, Ballaststoffen und Antioxidanzien.

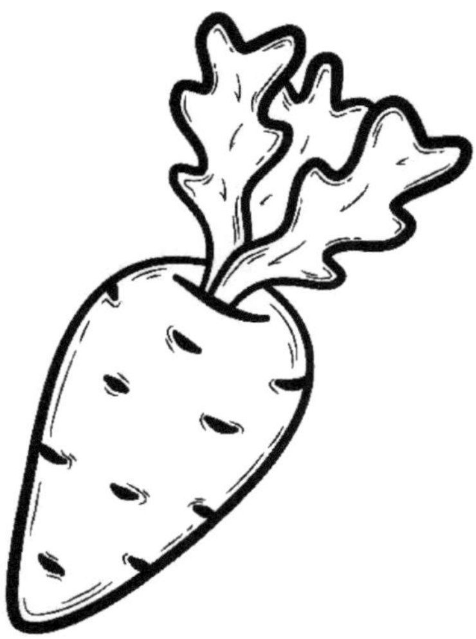

Erbsen-Brei

6. Monat, erste Woche

Zutaten:

- 200g Erbsen, frisch oder gefroren
- 50ml Wasser
- einen Teelöffel kaltgepresstes Leinöl

Zubereitungszeit: 15 - 20 Minuten

Zubereitung:

Erbsen kochen oder dämpfen bis sie weich sind. Pürieren und das Öl einrühren.

Info:

Erbsen sind eine gut verträgliche Quelle für Protein, sowie einer Reihe von Mikronährstoffen wie Thiamin, Folat und Mangan. Außerdem liefern sie Vitamin C und Vitamin K, sowie verdauungsfördernde Ballaststoffe.

Süßkartoffel-Brei

6. Monat, erste Woche

Zutaten:

- eine kleine Süßkartoffel
- ein Teelöffel Olivenöl extra nativ

Zubereitungszeit: 15 Minuten

Zubereitung:

Süßkartoffel waschen und schälen, danach in einem Topf mit Wasser bedecken und köcheln bis sie gar ist. Abkühlen lassen, Olivenöl zugeben und pürieren. Wahrscheinlich muss etwas vom Kochen übriges Wasser zugegeben werden, um eine cremige Konsistenz zu erreichen.

Info:

Das Olivenöl erhöht den Nährwert des Breis, vorallem durch seinen Gehalt an Omega-9-Fettsäuren (Olein). Die Süßkartoffel selbst ist reich an Kalium, dem mengenmäßig wichtigsten Elektrolyt, sowie Beta-Karotin, welches unter anderem für die Bildung von Vitamin A im Körper benötigt wird. Des Weiteren liefert die Süßkartoffel Kalzium, Vitamin C, Vitamin E, sowie Mikronährstoffe wie Folat. Die enthaltenen Ballaststoffe können gegen Verstopfung wirken.

Pastinaken-Brei

6. Monat, erste Woche

Zutaten:

- 150g Pastinake
- ein Teelöffel Olivenöl extra nativ

Zubereitungszeit: 20 Minuten

Zubereitung:

Pastinake waschen, würfeln und in einem Topf mit Wasser bedeckt köcheln lassen bis die Stücke weich sind. Pürieren und mit dem Öl verrühren.

Info:

Pastinaken haben einen hohen Gehalt an Vitamin E, Folsäure, Kalium und Vitamin C. Durch das Olivenöl werden die Nährstoffe besser verfügbar.

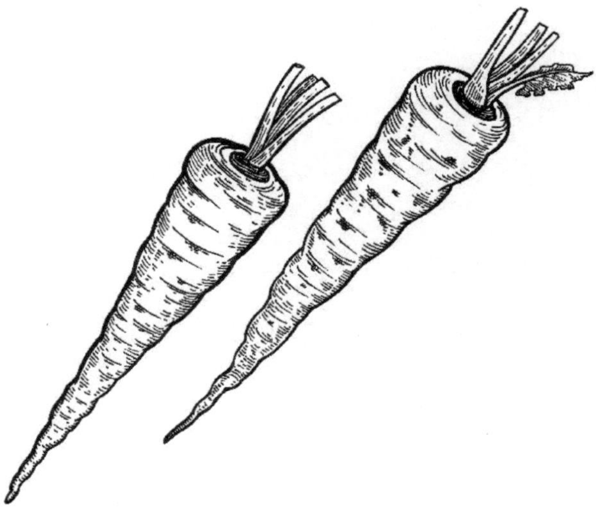

Grüne-Bohnen-Brei

6. Monat, erste Woche

Zutaten:

- 200g grüne Bohnen, frisch oder gefroren
- ein Teelöffel Olivenöl (extra nativ)

Zubereitungszeit: 15 Minuten

Zubereitung:

Die grünen Bohnen in einem Topf etwa zehn Minuten dämpfen. Abkühlen lassen und pürieren. Falls der Brei wegen des Proteins der grünen Bohnen zu fest bzw. trocken wird, einfach etwas vom Dämpfen übriges Wasser zugeben und nochmals kurz pürieren. Zuletzt das Öl einrühren.

Info:

Das Olivenöl erhöht den Nährwert des Breis, vor allem durch seinen Gehalt an Omega-9-Fettsäuren (Olein). Die grünen Bohnen selbst sind proteinreich und können mit ihren Ballaststoffen bei Verdauungsproblemen helfen. Sie enthalten Vitamin C und Vitamin K.

Kürbis-Brei

6. Monat, erste Woche

Zutaten:

- ein Handvoll Kürbis, zum Beispiel Hokkaido oder Butternut Squash, frisch oder gefroren
- ein Teelöffel Olivenöl (extra nativ)

Zubereitungszeit: 30 Minuten

Zubereitung:

Den Kürbis ohne Schale und Kerne würfeln, danach dünsten. Abkühlen lassen und pürieren. Zuletzt das Öl unterrühren.

Info:

Die Nährstoffzusammensetzung des Breis variiert je nach Art des Kürbisses; allgemein sind diese mineralstoffreich und voller Antioxidanzien.

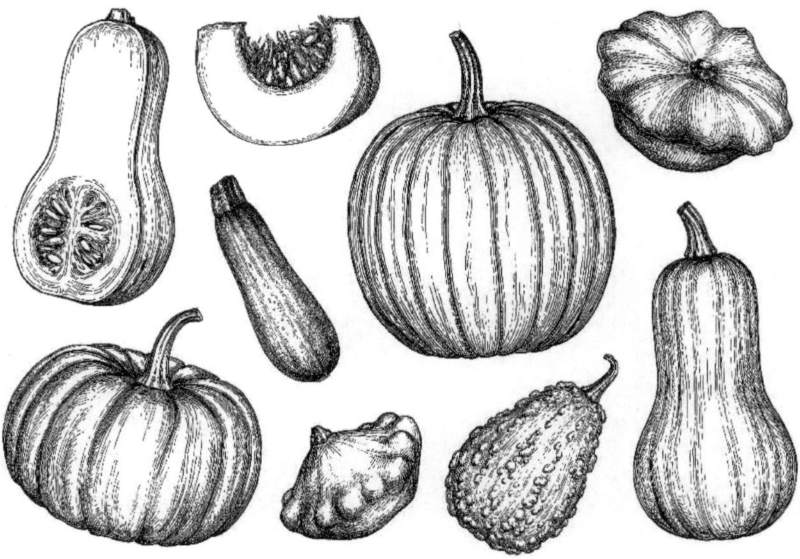

Spinat-Brei

6. Monat, erste Woche

Zutaten:

- 100g Spinat, frisch oder gefroren
- ein Teelöffel Olivenöl (extra nativ)

Zubereitungszeit: 30 Minuten

Zubereitung:

Den Spinat falls nötig auftauen und kurz dünsten. Abkühlen lassen und pürieren. Zuletzt das Öl einrühren.

Info:

Der Spinat enthält nicht nur über ein dutzend verschiedene Flavonoide, sondern ebenfalls ein reichhaltiges Angebot an Mikronährstoffen, darunter Eisen, Folat, Magnesium und Mangan. Prominent sind außerdem die Mengen der Vitamine C und K.

Sellerie-Hähnchen-Brei

6. Monat, Fleisch

Zutaten:

- 80g Knollensellerie
- 50g Kartoffeln
- 30g Hähnchenfleisch
- einen Esslöffel Apfelmark
- ein Teelöffel Rapsöl extra nativ

Zubereitungszeit: 15 Minuten

Zubereitung:

Kartoffel und Sellerie schälen, würfeln und zusammen mit dem gewaschenen und gewürfelten Fleisch in einen Topf geben. Die Zutaten mit Wasser bedecken und circa zehn Minuten köcheln lassen bis alles gar ist. Mit einem Pürierstab zerkleinern und zuletzt das Öl und das Apfelmark unterrühren.

Info:

Das Apfelmark ist reich an Vitamin C und sorgt dadurch für eine bessere Aufnahme des Eisens aus dem Fleisch. Das Öl sollte erst zum Schluss hinzu gegeben werden, um die hitzeempfindlichen Nährstoffe nicht zu zerstören.

Deftiger Brei mit Hackfleisch

6. Monat, Fleisch

Zutaten:

- 180g Kartoffeln
- 180g Karotten
- 180g grüne Bohnen
- 60g Rinderhackfleisch
- 1 EL kaltgepresstes Leinöl

Zubereitungszeit: 20 Minuten

Zubereitung:

Kartoffeln, Möhren und Bohnen schälen und klein schneiden. Zusammen mit dem Rinderhackfleisch in einen Topf geben und kochen bis alle Zutaten gar sind (circa 15 Minuten). Danach mit einem Pürierstab zu Brei verarbeiten und das Öl unterheben.

Info:

Das Vitamin C aus den grünen Bohnen erhöht die Eisenaufnahme aus dem Rinderhack. Karotten enthalten Beta-Karotin, welches eine wichtige Rolle in der Entwicklung und Erhaltung einer guten Sehkraft spielt.

Brokkoli-Brei mit Kalbsfleisch

6. Monat, Fleisch

Zutaten:

- 200g Brokkoli
- 100g Süßkartoffel
- 40g Kalbsfleisch
- 2 EL Rapsöl extra nativ

Zubereitungszeit: 30 Minuten

Zubereitung:

Kalbsfleisch waschen, würfeln und in einem Topf mit Wasser bedecken. Für zehn Minuten köcheln lassen. Währenddessen die Süßkartoffel schälen und würfeln, den Brokkoli waschen und in Röschen teilen. Beides zum Fleisch in den Topf geben, so viel Wasser nachgießen das alles bedeckt ist und für weitere 12 Minuten köcheln lassen. Zuletzt mit einem Pürierstab zerkleinern und das Öl unterheben.

Info:

Kalbsfleisch ist mager und fettarm, weshalb es besonders leicht verdaulich ist. Der Brokkoli erhöht durch seinen hohen Vitamin-C-Gehalt die Eisenaufnahme, während die Süßkartoffeln mit zahlreichen Nährstoffen wie Vitamin A, Kalium, Magnesium und Kalzium. Durch das Rapsöl werden die fettlöslichen Vitamine besser aufgenommen.

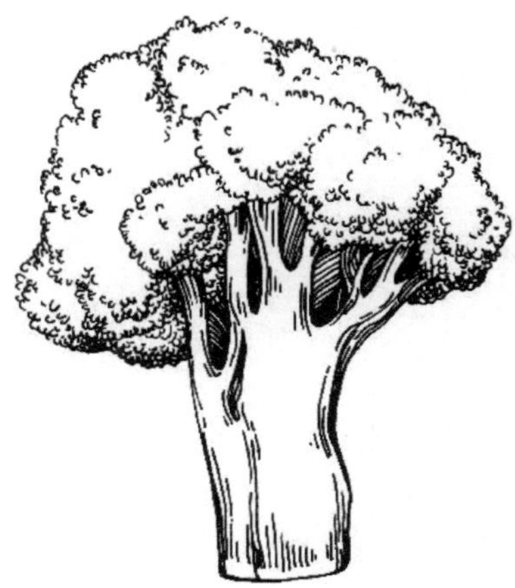

Weihnachtlicher Fleischbrei

6. Monat, Fleisch

Zutaten:

- 200g Kartoffel
- 100g Rotkohl
- 1/2 Apfel
- 60g Entenbrust
- 2 EL kaltgepresstes Leinöl

Zubereitungszeit: 15 Minuten

Zubereitung:

Die Entenbrust waschen und fein würfeln, Kartoffeln schälen und würfeln, Rotkohl waschen und ebenfalls klein schneiden. Alle drei Zutaten in einen Topf geben und mit Wasser bedeckt für sechs Minuten köcheln lassen. Währenddessen den Apfel waschen, würfeln und dann ebenfalls hinzufügen. Für weitere vier Minuten kochen. Danach mitsamt dem Kochwasser zu Brei pürieren. Zuletzt das Leinöl unterrühren.

Info:

Der Apfel sorgt für eine leichte Süße, über die sich die kleinen Gourmets freuen. Außerdem erhöht er durch seinen Vitamin-C-Gehalt die Eisenaufnahme. Um diese weiter zu verbessern kann außerdem etwas Apfelmark als Nachtisch gereicht werden.

Bohnen-Lamm-Brei

6. Monat, Fleisch

Zutaten:

- 450g grüne Bohnen
- 2 Lammfilets (circa 150g)
- 150g Kartoffeln
- 2 EL Olivenöl extra nativ

Zubereitungszeit: 30 Minuten

Zubereitung:

Die Bohnen waschen und die Enden entfernen. Kartoffeln schälen und würfeln, Lammfilets waschen und ebenfalls würfeln. Alles zusammen in einen Topf geben und kochen bis alles gar ist, was je nach Größe der Stücke zehn bis 15 Minuten dauert. Danach mitsamt dem Kochwasser pürieren und das Olivenöl dazugeben. Um die Eisenaufnahme zu erhöhen kann man ein wenig Apfelmark in den Brei geben oder als Nachtisch reichen.

Info:

Grüne Bohnen sind wahre Nährstoffwunder, sie enthalten extrem viele B-Vitamine, Beta-Karotin, Proteine, Kalium, Magnesium und Kalzium. Die Kartoffeln machen den Brei nicht nur sämig und sättigend, sondern können ebenfalls mit ihren Nährstoffen punkten.

Karotten-Hack-Brei

6. Monat, Fleisch

Zutaten:

- 250g Karotten
- 125g Kartoffeln
- 50g Hackfleisch
- einen halben Apfel
- 1 EL Rapsöl extra nativ

Zubereitungszeit: 25 Minuten

Zubereitung:

Das Hackfleisch in einen Topf geben, mit Wasser bedecken und zehn Minuten köcheln lassen. Währenddessen Kartoffeln und Karotten schälen und würfeln. Beides mit in den Topf geben, so viel Wasser dazu gießen das alles bedeckt ist und für weitere zehn Minuten köcheln lassen. In der Zwischenzeit den Apfel fein raspeln und beiseite stellen. Die fertig gegarten Zutaten pürieren und das Öl sowie die Apfelraspeln unterheben.

Info:

Der geraspelte Apfel fungiert als Vitamin-C-Quelle, um die Eisenaufnahme aus dem Fleisch zu steigern. Da Vitamin C hitzeempfindlich ist sollten die Raspeln wirklich erst zum Schluss hinzugefügt werden.

Herbstbrei

6. Monat, Fleisch

Zutaten:

- 1 Pastinake
- 1 Karotte
- 1 Petersilienwurzel
- 2 mittelgroße Kartoffeln
- 50g Hühnchen
- 2 EL Rapsöl extra nativ
- 2 EL Orangensaft

Zubereitungszeit: 15 Minuten

Zubereitung:

Das Gemüse schälen und fein würfeln. Das Fleisch waschen und ebenfalls klein schneiden. Alle geschnittenen Zutaten in einem Topf mit Wasser bedecken und zehn Minuten köcheln, bis alles gar ist. Mit einem Pürierstab zu Brei verarbeiten und das Öl sowie den Orangensaft unterrühren.

Info:

Orangensaft ist eine super Quelle für Vitamin-C und verleiht dem Brei außerdem eine erfrischende Note. Das Hühnchenfleisch sorgt für eine gute Menge Eisen und ist gleichzeitig leicht verdaulich. Das Herbstgemüse ist reich an Beta-Karotin, welches wichtig für die Sehkraft ist.

Kürbisbrei

6. Monat, Fleisch

Zutaten:

- 100g Kürbis
- 50g Kartoffeln
- 30g Putenbrust
- 1EL Olivenöl extra nativ
- 3 EL Apfelmark

Zubereitungszeit: 15 Minuten

Zubereitung:

Das Gemüse schälen und fein würfeln. Das Fleisch waschen und ebenfalls klein schneiden. Alle geschnittenen Zutaten in einem Topf mit Wasser bedecken und köcheln, bis alles gar ist. Mit einem Pürierstab zu Brei verarbeiten und das Öl sowie das Apfelmark hinzufügen.

Info:

Putenbrust ist besonders mager und belastet den Babydarm daher nur wenig. Die Kartoffeln sättigen und sorgen für eine cremige Konsistenz des Breis. Das Apfelmark passt geschmacklich ausgezeichnet zum Kürbis und erhöht die Eisenaufnahme.

Rote-Bete-Brei

6. Monat, Fleisch

Zutaten:

- 80g Blumenkohl
- 40g Rote Bete
- 60g Kartoffeln
- 30g Geflügelhackfleisch
- 2EL Apfelsaft
- 1 EL kaltgepresstes Leinöl

Zubereitungszeit: 15 Minuten

Zubereitung:

Den Blumenkohl waschen und in Röschen teilen. Die Rote Bete und die Kartoffel schälen und würfeln. Das Gemüse zusammen mit dem Hackfleisch in einen Topf geben, mit Wasser bedecken und 15 Minuten lang köcheln lassen. So bald alles gar ist können die Zutaten zu Brei püriert und mit dem Apfelsaft und dem Leinöl verrührt werden.

Info:

Rote Bete hat einen starken Eigengeschmack, der nicht jedermanns Sache ist. Sollte dem Baby der Brei nicht schmecken kann man versuchen den Anteil der Roten Bete beim nächsten Mal zu reduzieren oder mehr Apfelsaft hinzuzufügen. Da Rote Bete eine ausgezeichnete Eisenquelle ist, sollte man versuchen, sie in die Ernährung zu integrieren.

Lachsbrei mit Karotten

6. Monat, Fisch

Zutaten:

- 30g Lachsfilet
- 100g Karotten
- 50g Kartoffeln
- 2 EL Orangensaft
- 1 EL kaltgepresstes Leinöl

Zubereitungszeit: 20 Minuten

Zubereitung:

Karotten und Kartoffel schälen und würfeln. Den Fisch waschen und ebenfalls würfeln. Die geschnittenen Zutaten in einen Topf geben, mit Wasser bedecken und etwa zehn Minuten köcheln lassen. So bald alles gar ist kann der Brei püriert werden. Zuletzt den Orangensaft und das Leinöl unterrühren.

Info:

Lachs enthält wertvolle Omega-3-Fettsäuren, die wichtig für die Gehirnentwicklung sind. Das Leinöl liefert ebenfalls gesunde Fettsäuren und sorgt dafür das die fettlöslichen Vitamine aus dem Brei besser aufgenommen werden. Der Orangensaft erhöht die Eisenaufnahme und passt geschmacklich sehr gut zu Karotten.

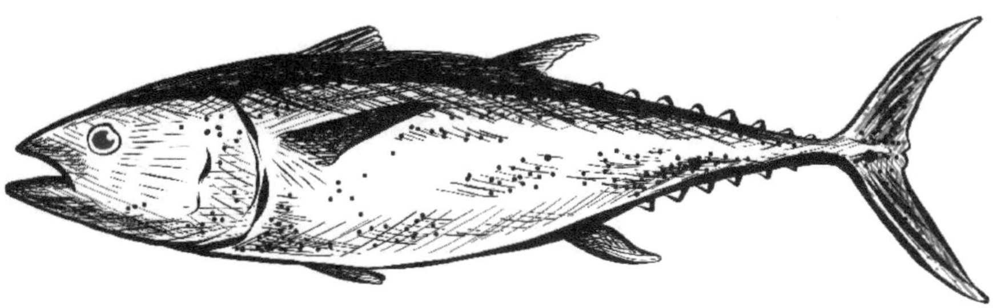

Lachs-Spinat-Brei

6. Monat, Fisch

Zutaten:

- 50g Spinat
- 50g Zucchini
- 50g Süßkartoffeln
- 30g Lachsfilet
- 2 EL Apfelmark
- 1 EL Rapsöl extra nativ

Zubereitungszeit: 25 Minuten

Zubereitung:

Die Süßkartoffel schälen und würfeln. Die Zucchini ebenfalls würfeln. Beides zusammen mit dem Spinat in einen Topf geben, mit Wasser bedecken und köcheln bis alles weich ist, was circa 15 Minuten dauert. Anschließend mit dem Apfelmark und dem Rapsöl pürieren.

Info:

Süßkartoffeln sind reich an Beta-Karotin, welches wichtig für die Sehkraft ist. Ebenso wichtig für Sehkraft und Gehirnentwicklung sind die Omega-3-Fettsäuren aus dem Lachsfilet. Zucchini enthält, genau wie Apfelmark, Vitamin C, welches wichtig fürs Immunsystem und die Eisenaufnahme ist.

Lachs-Brokkoli-Brei mit Nudeln

6. Monat, Fisch

Zutaten:

- 100g Brokkoli
- 30g Lachsfilet
- 25g Vollkornnudeln
- 1 EL Olivenöl extra nativ
- 2 EL Orangensaft

Zubereitungszeit: 25 Minuten

Zubereitung:

Den Brokkoli waschen und in Röschen teilen. Den Lachs ebenfalls waschen und schneiden. Beides zusammen mit den Nudeln in einen Topf geben und kochen bis alles weich ist. Die gegarten Zutaten mit dem Saft und dem Öl pürieren.

Info:

Vollkornnudeln enthalten deutlich mehr Nährstoffe als helle Nudeln, weshalb sie bevorzugt werden sollten. Brokkoli zählt zu den gesündesten Gemüsesorten und kann einen sehr hohen Gehalt an Vitamin C, Vitamin K, Kalzium und Eisen aufweisen.

Lachs-Birnen-Brei

6. Monat, Fisch

Zutaten:

- 100g Zucchini
- 50g Süßkartoffel
- 30g Lachsfilet
- 1 EL Rapsöl extra nativ
- 1/2 Birne

Zubereitungszeit: 25 Minuten

Zubereitung:

Die Zucchini waschen und in Stücke schneiden. Die Süßkartoffel schälen und ebenfalls klein schneiden. Das Fischfilet waschen und schneiden. Alles zusammen in einen Topf geben, mit Wasser bedecken und circa zehn Minuten köcheln lassen bis alles weich ist. Währenddessen die gewaschene Birne mitsamt Schale raspeln und beiseite stellen. Die fertig gegarten Zutaten pürieren und mit den Birnenraspeln und dem Öl verrühren.

Info:

Die Birne sollte unbedingt mit Schale verwendet werden, da sich direkt unter der Schale die meisten Nährstoffe befinden.

Lachs-Apfel-Brei

6. Monat, Fisch

Zutaten:

- 100g Brokkoli
- 50g Kartoffeln
- 30g Seelachsfilet
- 1 EL Rapsöl extra nativ
- 1/2 Apfel

Zubereitungszeit: 20 Minuten

Zubereitung:

Den Brokkoli waschen und in Röschen teilen. Die Kartoffeln schälen und würfeln. Den Fisch abwaschen und ebenfalls klein schneiden. Die geschnittenen Zutaten mit 60ml Wasser in einen Topf geben und für zehn Minuten köcheln lassen. Die gegarten Zutaten mit dem Öl vermischen und den halben Apfel mitsamt Schale dazuraspeln.

Info:

Der Apfel sollte unbedingt mit Schale verwendet werden, da sich direkt unter der Schale die meisten Nährstoffe befinden. Er gibt dem Brei einen fruchtig-frischen Geschmack und erhöht durch das enthaltene Vitamin C die Eisenaufnahme.

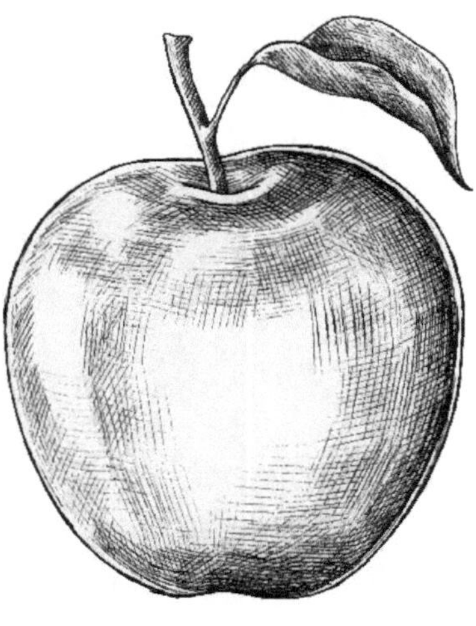

Lachsbrei mit Reis und Kohlrabi

6. Monat, Fisch

Zutaten:

- 25g Vollkornreis
- 50g Karotten
- 50g Kohlrabi
- 30g Lachsfilet
- 1 EL Rapsöl extra nativ
- 3 EL Birnensaft

Zubereitungszeit: 20 Minuten

Zubereitung:

Die Karotten und den Kohlrabi schälen und in Stücke schneiden. Das Filet waschen und ebenfalls stückeln. Zusammen mit dem Reis und 80ml Wasser in einen Topf geben und circa zwölf Minuten köcheln lassen - so lange bis alles gar ist. Alles pürieren und mit dem Rapsöl und dem Birnensaft verrühren.

Info:

Vollkornreis enthält deutlich mehr Nährstoffe als weißer Reis, weshalb er bevorzugt werden sollte. Der Fisch enthält nicht nur wertvolles Omega-3, sondern auch Jod. Dieses ist wichtig für eine gesunde Schilddrüsenfunktion. Der Birnensaft schmeckt im Brei neutral - wer etwas mehr Süße will, kann stattdessen Apfelsaft verwenden.

Kürbis-Couscous-Brei

6. Monat, vegetarisch

Zutaten:

- 100g Kürbis
- 25g Couscous
- 10g Haferflocken
- 1 EL Rapsöl extra nativ
- 2 EL Orangensaft

Zubereitungszeit: 20 Minuten

Zubereitung:

Den Kürbis je nach Sorte schälen und in kleine Würfel schneiden. Die Kürbiswürfel in einen Topf geben und acht Minuten lang köcheln lassen. Die Haferflocken zugeben und weitere drei Minuten köcheln. Währenddessen den Couscous mit der doppelten Menge heißem Wasser übergießen und in einer Schüssel fünf Minuten lang quellen lassen. Nun alle Zutaten miteinander pürieren.

Info:

Der Kürbis ist reich an Beta-Karotin und Mineralstoffen, der Couscous bietet eine leckere und gesunde Abwechslung zu den sonst im Brei enthaltenen Kartoffeln.

Avocado-Brei

6. Monat, vegetarisch

Zutaten:

- 100g Zucchini
- 25g Vollkornreis
- 1/4 Avocado
- 1 EL Hirseflocken
- 2 EL Apfelsaft

Zubereitungszeit: 20 Minuten

Zubereitung:

Die Zucchini waschen und stückeln. Mit dem Reis in einen Topf geben, mit Wasser bedecken und zehn Minuten köcheln lassen. Die Hirseflocken zugeben und weiter köcheln bis der Reis gar ist. Die Avocado würfeln, zusammen mit dem Apfelsaft zu den anderen Zutaten geben und pürieren.

Info:

Die Avocado dient als Quelle für Omega-3 und sorgt mit den enthaltenen Fetten für eine verbesserte Aufnahme der fettlöslichen Vitamine aus den übrigen Zutaten. Die Hirseflocken sind eine ausgezeichnete Eisenquelle und geben dem Brei eine cremige Konsistenz.

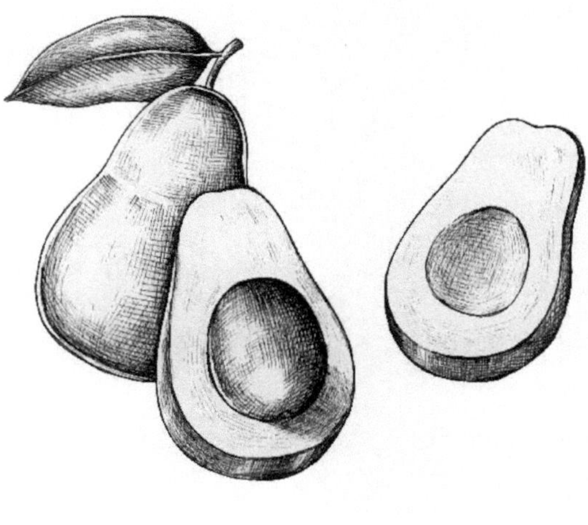

Sellerie-Brei mit Haferflocken

6. Monat, vegetarisch

Zutaten:

- 100g Knollensellerie
- 50g Kartoffeln
- 1 EL Haferflocken
- 1 EL Olivenöl extra nativ
- 2 EL Apfelmark

Zubereitungszeit: 20 Minuten

Zubereitung:

Sellerie und Kartoffeln schälen und würfeln. Beides in einem Topf mit Wasser bedecken und zehn Minuten köcheln lassen. Die Haferflocken dazugeben und weitere fünf Minuten köcheln. Pürieren und das Olivenöl und das Apfelmark untermengen.

Info:

Das Apfelmark punktet nicht nur mit seinem Vitamin-C-Gehalt sondern ergänzt den Sellerie geschmacklich auch ausgezeichnet. Die Haferflocken dienen als Eisenquelle.

Lachs-Apfel-Brei

6. Monat, vegetarisch

Zutaten:

- 100g Zucchini
- 50g Kartoffeln
- 2 EL gekochte Kichererbsen
- 1 EL kaltgepresstes Leinöl
- 2 EL Birnensaft

Zubereitungszeit: 20 Minuten

Zubereitung:

Die Zucchini waschen und schneiden. Die Kartoffeln schälen und würfeln. Beides in einem Topf mit Wasser bedecken und acht Minuten köcheln lassen. Die gegarten Kichererbsen zugeben und weitere fünf Minuten kochen, bis alles weich ist. Zusammen mit dem Leinöl und dem Birnensaft pürieren.

Info:

Kichererbsen punkten mit jeder Menge Eisen, Proteinen, Magnesium und Vitamin K. Die enthaltenen Ballaststoffe regulieren die Verdauung und bieten den gesunden Darmbakterien gutes Futter.

Winterbrei mit Hirse

6. Monat, vegetarisch

Zutaten:

- 30g Pastinaken
- 70g Karotten
- 50g Kartoffeln
- 1 EL Hirseflocken
- 1 EL Rapsöl extra nativ
- 3 EL Birnenmark

Zubereitungszeit: 20 Minuten

Zubereitung:

Das Gemüse waschen und würfeln. Alles in einen Topf geben, mit Wasser bedecken und für zehn Minuten kochen. Die Hirseflocken dazugeben und weitere fünf Minuten köcheln lassen. Pürieren und das Rapsöl und das Birnenmark unterheben.

Info:

Beim Birnenmark sollte darauf geachtet werden, das kein zusätzlicher Zucker enthalten ist.

Dinkel-Brei mit Gemüse

6. Monat, vegetarisch

Zutaten:

- 50g Blumenkohl
- 50g Süßkartoffel
- 50g Kartoffel
- 10g Dinkelflocken
- 2 EL Apfelmark
- 1 EL Rapsöl extra nativ

Zubereitungszeit: 20 Minuten

Zubereitung:

Den Blumenkohl waschen und schneiden. Die Süßkartoffel und die Kartoffeln waschen und stückeln. In einen Topf geben, mit Wasser bedecken und zehn Minuten köcheln lassen. Die Dinkelflocken unterrühren und weitere drei Minuten köcheln lassen. Alles pürieren und mit dem Apfelmark und dem Öl verrühren.

Info:

Blumenkohl ist sehr nährstoffreich, besonders der Vitamin-C-Gehalt ist hervorzuheben. Gemeinsam mit dem Apfelmark erhöht sich die Eisenaufnahme aus dem Brei.

Rotkohl-Brei

6. Monat, vegetarisch

Zutaten:

- 100g Rotkohl
- 50g Kartoffel
- 30g Haferflocken
- 20g Apfelsaft
- 1 EL kaltgepresstes Leinöl

Zubereitungszeit: 20 Minuten

Zubereitung:

Den Rotkohl waschen und fein schneiden. Die Kartoffeln ebenfalls waschen und würfeln. Beides in einem Topf mit Wasser bedecken und kochen, bis alles gar ist. Die Haferflocken, den Apfelsaft und das Leinöl dazugeben und pürieren.

Info:

Rotkohl ist reich an Vitamin K, Vitamin E, B-Vitaminen und Vitamin C. Letzteres erhöht die Eisenaufnahme aus den Haferflocken signifikant.

Kohlrabi-Brei

6. Monat, vegetarisch

Zutaten:

- 50g Kohlrabi
- 50g Karotten
- 50g Kartoffeln
- 25g Dinkelflocken
- 2 EL Olivenöl extra nativ
- 1/2 Apfel

Zubereitungszeit: 20 Minuten

Zubereitung:

Den Kohlrabi schälen und würfeln. Karotten und Kartoffeln waschen und ebenfalls würfeln. Die geschnittenen Zutaten in einem Topf mit Wasser bedecken und zehn Minuten lang köcheln lassen. Die Dinkelflocken dazugeben und weiter köcheln, bis alles gar ist. Währenddessen den Apfel mit Schale raspeln und beiseite stellen. Die gekochten Zutaten pürieren und das Öl und die Apfelraspeln unterheben.

Info:

Kohlrabi enthält Selen, Kalium, Kalzium und Magnesium in großen Mengen. Außerdem ist er, genau wie Apfel, eine ausgezeichnete Vitamin-C-Quelle.

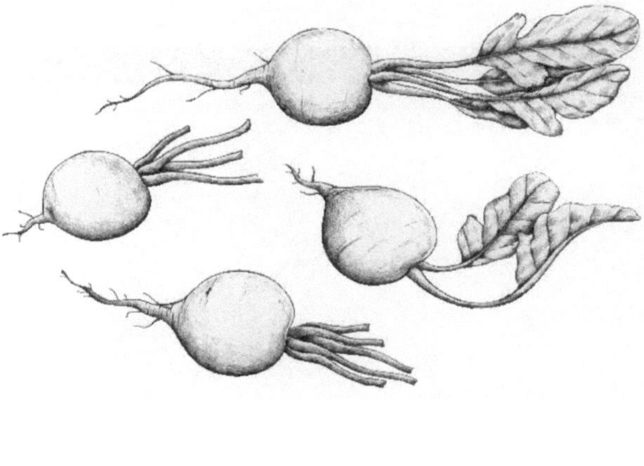

7. Lebensmonat

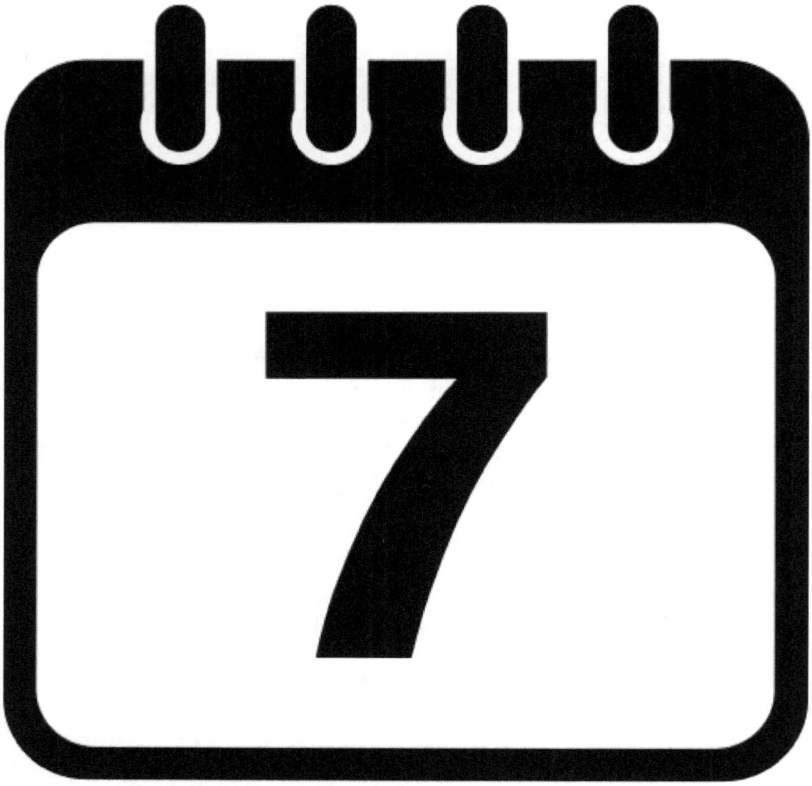

Pfirsich-Mandelmus-Brei

7. Monat

Zutaten:

- 200ml Vollmilch
- 1 TL weißes Mandelmus
- 20g Dinkelflocken
- 1/4 Bio-Pfirsich

Zubereitungszeit: 10 Minuten

Zubereitung:

Die Dinkelflocken mit der Milch in einen Topf geben, aufkochen und nach zwei Minuten den Herd ausschalten. Den Pfirsich waschen, würfeln und zusammen mit dem Mandelmus in den Topf geben. Zuletzt alles zu einer einheitlichen Masse pürieren.

Info:

Weißes Mandelmus schmeckt süßer und milder als braunes Mandelmus, weshalb Kinder es oft etwas lieber mögen. Es überzeugt mit seinem hohen Gehalt an Proteinen, Eisen, Magnesium und Kalzium.

Hafer-Mais-Brei

7. Monat

Zutaten:

- 100ml Vollmilch
- 2 Karotten
- 15g Haferflocken
- 3 TL Mais
- 1 EL Butter

Zubereitungszeit: 20 Minuten

Zubereitung:

Die Karotten waschen und würfeln. Zusammen mit dem Mais in einen Topf geben, mit Wasser bedecken und zehn Minuten köcheln lassen. Währenddessen die Haferflocken mit der Milch verrühren, zwei Minuten lang kochen und danach ziehen lassen. Zuletzt die Butter mit dem noch heißen Gemüse und der Haferflocken-Milch-Mischung pürieren.

Info:

Mais ist nicht nur nährstoffreich sondern sorgt auch noch für einen angenehm süßlichen Geschmack des Breis. Die Butter sorgt für eine bessere Aufnahme der fettlöslichen Vitamine und erhöht außerdem die Kaloriendichte.

Grießbrei mit Blaubeeren

7. Monat

Zutaten:

- 200ml Vollmilch
- 20g Grieß
- 80g Blaubeeren
- 2 EL Birnensaft
- 1 EL Haselnussmus

Zubereitungszeit: 10 Minuten

Zubereitung:

Die Heidelbeeren waschen, zusammen mit dem Birnensaft und ein wenig Wasser kurz aufkochen und dann pürieren. Die Milch aufkochen, den Grieß einrühren und aufquellen lassen. Den Grießbrei mit den pürierten Blaubeeren und dem Haselnussmus verrühren.

Info:

Das Haselnussmus dient als gesunde Fettquelle und erhöht die Vitaminaufnahme. Blaubeeren sind reich an Antioxidantien und zählen zu den gesündesten Obstsorten.

Apfel-Dinkel-Brei

7. Monat

Zutaten:

- 200ml Vollmilch
- 20g Dinkelvollkorngrieß
- 3 EL Apfelmark

Zubereitungszeit: 10 Minuten

Zubereitung:

Die Milch aufkochen, den Grieß einrühren und einige Minuten durchziehen lassen. Den leicht abgekühlten Brei mit dem Apfelmark verrühren.

Info:

Bei Getreideprodukten sollte immer die Vollkornvariante verwendet werden, da diese deutlich mehr Nährstoffe und Ballaststoffe bietet.

Bananen-Erdnuss-Brei

7. Monat

Zutaten:

- 200ml Vollmilch
- 20g Reisflocken
- eine halbe Banane
- 1 EL Erdnussmus

Zubereitungszeit: 10 Minuten

Zubereitung:

Die Reisflocken zusammen mit der Milch in einen Topf geben, aufkochen und für drei Minuten köcheln lassen. In der Zwischenzeit die Banane schälen, mit einer Gabel zerdrücken und zusammen mit dem Erdnussmus unter den Brei rühren.

Info:

Bei Erdnussmus darauf achten dass kein Zucker zugesetzt ist, sondern 100% Erdnüsse enthalten sind.

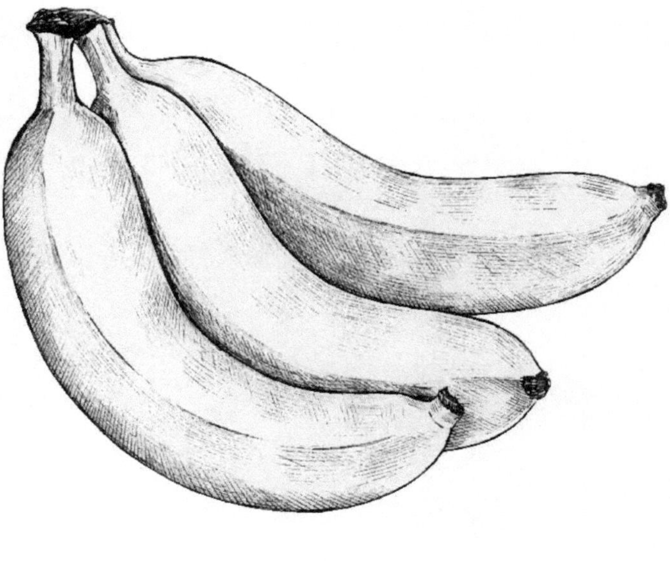

Grießbrei mit Blaubeeren

7. Monat

Zutaten:

- 100ml Vollmilch
- 40g Couscous
- 1/2 Banane

Zubereitungszeit: 10 Minuten

Zubereitung:

Die Vollmilch aufkochen, über den Couscous gießen und etwa zehn Minuten quellen lassen. Währenddessen die Banane zerdrücken. Zum Schluss Banane und Couscous verrühren und pürieren.

Info:

Couscous wird in der Regel aus Weizen hergestellt, wichtig ist das man die Vollkornvariante nutzt.

Schokobrei

7. Monat

Zutaten:

- 200ml Vollmilch
- 20g Dinkelvollkorngrieß
- eine halbe Banane
- 1/2 TL Kakaopulver entölt

Zubereitungszeit: 10 Minuten

Zubereitung:

Die Vollmilch aufkochen, den Grieß und das Kakaopulver einrühren und zwei Minuten köcheln lassen. Die Banane mit einer Gabel zerdrücken und mit dem Brei vermengen.

Info:

Für Babys unbedingt zuckerfreies Kakaopulver verwenden, dieses findet man unter dem Namen Backkakao. Sollte der Kakaogeschmack zu herb sein, kann die Menge im Brei beim nächsten mal reduziert werden.

Zwieback-Brei

7. Monat

Zutaten:

- 100ml Vollmilch
- 1 Birne
- 4 Stücke Dinkelzwieback
- 1 TL Mandelmus

Zubereitungszeit: 10 Minuten

Zubereitung:

Die Birne waschen, würfeln und in der Milch weich kochen. Den Zwieback zerbröseln, mit dem heißen Milch-Birnen-Mischung übergießen und etwas einweichen lassen. Zuletzt alles pürieren und mit dem Mandelmus verrühren.

Info:

Der Zwieback schmeckt leicht süßlich, die Birne gibt eine angenehme Frische. Durch das Mandelmus wird der Brei cremig und eine echte Nährstoffbombe.

Mango-Brei

7. Monat

Zutaten:

- 200ml Vollmilch
- 20g Weizengrieß
- 2 EL Mangomark

Zubereitungszeit: 10 Minuten

Zubereitung:

Die Milch aufkochen, mit dem Grieß verrühren und das Gemisch für einige Minuten quellen lassen. Das Mangomark unterrühren.

Info:

Statt gekauftem Mangomark kann man auch frische Mango pürieren, so sind etwas mehr Nährstoffe enthalten.

Hafer-Himbeer-Brei

7. Monat

Zutaten:

- 200ml Vollmilch
- 20g Haferflocken
- 10 Himbeeren
- 1 TL weißes Mandelmus

Zubereitungszeit: 10 Minuten

Zubereitung:

Die Haferflocken in der Milch aufkochen und einige Minuten ziehen lassen. Anschließend die Himbeeren und das Mandelmus zugeben und pürieren.

Info:

Das Mandelmus sorgt nicht nur für eine cremige Konsistenz sondern wertet den Brei mit zahlreichen Nährstoffen wie Eisen, Kalzium, Eiweiß und Kalium auf.

Pflaumen-Milchreis-Brei

7. Monat

Zutaten:

- 200ml Vollmilch
- 40g Milchreis
- 60g Pflaumen

Zubereitungszeit: 25 Minuten

Zubereitung:

Milch und Milchreis gemeinsam in einen Topf geben, aufkochen und 20 Minuten köcheln lassen. In der Zwischenzeit die Pflaumen waschen, entkernen und würfeln. Die Pflaumen zum fertig gegarten Milchreis geben und pürieren.

Info:

Milchreis ist weniger nährstoffreich als Vollkornreis, weshalb er nur ab und zu auf dem Speiseplan stehen sollte. Pflaumen gehören aufgrund ihres hohen Gehalts an sekundären Pflanzenstoffen zu den gesündesten Obstsorten und sind der Gesundheit sehr zuträglich.

Aprikosen-Brei

7. Monat

Zutaten:

- 200ml Vollmilch
- 20g Grieß
- 50g Aprikosen
- 30ml Wasser
- 1 TL Haselnussmus

Zubereitungszeit: 15 Minuten

Zubereitung:

Die Milch aufkochen, den Grieß einrühren und für drei Minuten köcheln lassen. Danach weitere fünf Minuten quellen lassen. Währenddessen die Aprikosen waschen, entkernen und klein schneiden. Die Aprikosen im Wasser aufkochen, zum Grieß geben und pürieren. Zuletzt das Haselnussmus unterrühren.

Info:

Aprikosen enthalten Beta-Karotin, welches wichtig für die Sehkraft ist. Außerdem jede Menge B-Vitamine und Vitamin C und E, welches beides eine wichtige Rolle für ein gut funktionierendes Immunsystem spielen.

Hafer-Avocado-Brei

7. Monat

Zutaten:

- 200ml Vollmilch
- 20g Haferflocken
- 50g Avocado
- eine halbe Banane

Zubereitungszeit: 15 Minuten

Zubereitung:

Die Haferflocken in der Milch aufkochen und zehn Minuten köcheln lassen. In der Zwischenzeit die Avocado halbieren, entkernen und das Fruchtfleisch mit einem Löffel von der Schale lösen. Die Banane schälen und klein schneiden. Beides in den Topf mit den gegarten Haferflocken geben und pürieren.

Info:

Avocados sind reich an gesunden Fetten und Nährstoffen. Sie sorgen für eine bessere Aufnahme der fettlöslichen Vitamine und sind aufgrund ihres Geschmacks bei Kindern sehr beliebt.

Nektarinen-Brei

7. Monat

Zutaten:

- 200ml Vollmilch
- 20g Grieß
- 50g Nektarinen

Zubereitungszeit: 15 Minuten

Zubereitung:

Die Milch aufkochen, den Grieß einrühren und für einige Minuten quellen lassen. Währenddessen die Nektarine waschen, entkernen und in Stücke schneiden. Diese zum Grieß geben und pürieren.

Info:

Die Nektarine ist eine Pfirsich-Mutation und punktet vor allem mit Kalium, B-Vitaminen und Vitamin C. Letzteres erhöht die Eisenaufnahme aus dem Grieß.

Hafer-Orangen-Brei

7. Monat

Zutaten:

- 200ml Vollmilch
- 40g Haferflocken
- 20ml Orangensaft

Zubereitungszeit: 15 Minuten

Zubereitung:

Die Milch mit den Haferflocken aufkochen, drei Minuten köcheln lassen und danach noch einige Minuten durchziehen lassen. Den Orangensaft unterrühren und pürieren.

Info:

Der Orangensaft sollte ungesüßt, also ohne zusätzlichen Zucker sein. Die Haferflocken sind eine gute Eisen- und Proteinquelle, außerdem sorgen sie durch die enthaltenen Ballaststoffe für Sättigung.

Abendbrei mit Blaubeeren und Birnen

7. Monat

Zutaten:

- 200ml Vollmilch
- 6 EL Schmelzflocken
- 1/2 Birne
- 5 Blaubeeren

Zubereitungszeit: 15 Minuten

Zubereitung:

Die Schmelzflocken mit der Milch aufkochen. In der Zwischenzeit die Birne waschen, entkernen und in Stücke schneiden. Die Blaubeeren waschen und zusammen mit der Birne in etwas Wasser dünsten, bis sie weich sind. Das Obst zu den Schmelzflocken geben und pürieren.

Info:

Die Birne sollte am besten schon etwas reifer sein, damit sie süßer schmeckt.

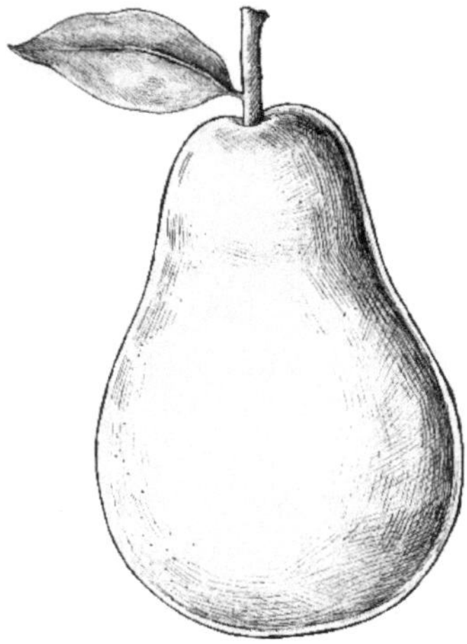

Dinkel-Avocado-Brei

7. Monat

Zutaten:

- 100ml Vollmilch
- 3 EL Dinkelflocken
- 1/2 Avocado
- 1 Birne

Zubereitungszeit: 15 Minuten

Zubereitung:

Die Dinkelflocken mit der Milch aufkochen und einige Minuten ziehen lassen. Währenddessen die Avocado halbieren, den Stein entfernen und mit einem Löffel das Fruchtfleisch von der Schale lösen. Mit einer Gabel das Fruchtfleisch zerdrücken. Die Birne waschen, entkernen, würfeln und in etwas Wasser weich dünsten. Mit der Avocado und den Dinkelflocken mischen und pürieren.

Info:

Die Nektarine ist eine Pfirsich-Mutation und punktet vor allem mit Kalium, B-Vitaminen und Vitamin C. Letzteres erhöht die Eisenaufnahme aus den Dinkelflocken.

Fruchtiger 5-Korn-Brei

7. Monat

Zutaten:

- 100ml Vollmilch
- 4 EL 5-Korn-Flocken
- 1 TL Rapsöl extra nativ
- eine halbe Banane
- 5 Erdbeeren

Zubereitungszeit: 15 Minuten

Zubereitung:

Die Milch mit den Flocken aufkochen, vom Herd nehmen und quellen lassen. In der Zwischenzeit die Banane schälen und mit einer Gabel zerdrücken. Die Erdbeeren waschen und würfeln. Das Obst und das Rapsöl zu den Flocken geben und pürieren.

Info:

Durch das Öl wird die Nährstoffaufnahme erhöht, außerdem hat es eine hohe Energiedichte. 5-Korn-Flocken bestehen aus verschiedenen gesunden Getreidesorten, die mit ihrem nussigen Geschmack ausgezeichnet zu süßem Obst passen.

Erdbeer-Milchreis-Brei

7. Monat

Zutaten:

- 200ml Vollmilch
- 40g Milchreis
- 3 Erdbeeren

Zubereitungszeit: 30 Minuten

Zubereitung:

Den Milchreis in der Milch aufkochen und danach 25 Minuten köcheln lassen. Ab und zu umrühren, damit der Milchreis nicht am Topfboden ansetzt. Die Erdbeeren waschen, klein schneiden und zusammen mit dem Milchreis pürieren.

Info:

Da Milchreis nicht so nährstoffreich wie Vollkornreis ist sollte er nur selten auf dem Speiseplan stehen. Ab und zu ist er zur Abwechslung völlig in Ordnung.

Kokos-Mango-Brei

7. Monat

Zutaten:

- 400ml Kokosmilch aus der Dose
- 200ml Wasser
- 100g Milchreis
- 1 Mango

Zubereitungszeit: 30 Minuten

Zubereitung:

Die Kokosmilch in einem Topf mit dem Wasser verrühren, den Milchreis dazugeben und aufkochen. Für 25 Minuten köcheln lassen und die Angabe auf der Milchreispackung beachten - manchmal braucht der Reis länger. Während er köchelt immer wieder umrühren, damit nichts ansetzt. Währenddessen die Mango halbieren, entkernen, und das Fruchtfleisch von der Schale lösen. Würfeln, zum Milchreis geben und pürieren.

Info:

Mangos sind reich an Folsäure, Kalium, Kalzium und Magnesium. Durch ihre Süße sind sie bei Kindern sehr beliebt. Kokosmilch ist sehr fetthaltig und damit perfekt für Babybrei geeignet.

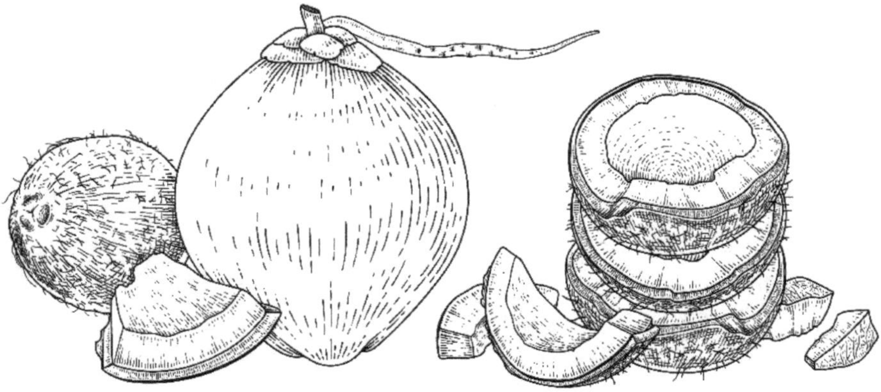

Apfel-Mandel-Brei

7. Monat

Zutaten:

- 200ml Vollmilch
- 1 Apfel
- 1 TL weißes Mandelmus
- 20g Roggenflocken

Zubereitungszeit: 15 Minuten

Zubereitung:

Den Apfel waschen, entkernen und würfeln. Die Milch zum kochen bringen und mit den Roggenflocken und den Apfelstücken verrühren. Den Brei einige Minuten ziehen lassen, mit dem Mandelmus vermengen und pürieren.

Info:

Mandelmus ist reich an Eisen und extrem kalorienreich - perfekt um Babys Energie zu geben die sie zum Wachsen brauchen.

Avocado-Schoko-Brei

7. Monat

Zutaten:

- 200ml Vollmilch
- 3 EL Dinkelgrieß
- 1 Avocado
- 1 Banane
- 1 EL Kakaopulver

Zubereitungszeit: 15 Minuten

Zubereitung:

Die Milch aufkochen, den Dinkelgrieß unterrühren und einige Minuten ziehen lassen. In der Zwischenzeit die Avocado halbieren, entkernen und das Fruchtfleisch mit einem Löffel von der Schale lösen. Die Banane schälen. Beides zusammen mit dem Kakaopulver zum Grieß geben und pürieren.

Info:

Das Kakaopulver sollte ohne Zuckerzusatz sein. Die Avocado ist eine gute Quelle für gesunde Fette und macht den Brei schön cremig.

Hirsebrei

7. Monat

Zutaten:

- 200ml Vollmilch
- 1 Apfel
- 1 Birne
- 40g Hirseflocken

Zubereitungszeit: 15 Minuten

Zubereitung:

Die Milch mit den Hirseflocken aufkochen und einige Minuten ziehen lassen. Den Apfel und die Birne waschen, entkernen und würfeln. Beides kurz in etwas Wasser andünsten bis es weich ist, zum Hirsebrei geben und pürieren.

Info:

Hirseflocken haben einen feinen nussigen Geschmack und sind reich an Eisen, welches wichtig für die Blutbildung und das Immunsystem ist. Durch das Vitamin C aus den Früchten wird die Eisenaufnahme erhöht.

Karotten-Milchreis-Brei

7. Monat

Zutaten:

- 200ml Vollmilch
- 60g Milchreis
- 1 Karotte
- 1 TL kaltgepresstes Leinöl
- 1/2 Orange

Zubereitungszeit: 35 Minuten

Zubereitung:

Die Milch zum kochen bringen, den Milchreis dazugeben und so lange köcheln bis er weich ist. In der Zwischenzeit die Karotte waschen, würfeln und in etwas Wasser weich dünsten. Anschließend mit der geschälten und gewürfelten Orange sowie dem Öl zum Milchreis geben und pürieren.

Info:

Das Leinöl sorgt für eine bessere Aufnahme des Beta-Karotins aus der Karotte. Bei Leinöl ist eine korrekte Lagerung (dunkel und kühl) sehr wichtig, damit es nicht ranzig wird.

Polenta-Brei

7. Monat

Zutaten:

- 200ml Vollmilch
- 3 EL Polenta
- 1/2 Banane

Zubereitungszeit: 15 Minuten

Zubereitung:

Die Milch in einem kleinen Topf aufkochen, mit der Polenta verrühren und einige Minuten quellen lassen. Die Banane schälen, mit einer Gabel zerdrücken und unter die Polenta rühren. Sollte der Brei zu fest sein, kann einfach noch etwas Wasser oder ungesüßter Fruchtsaft dazu gegeben werden.

Info:

Polenta schmeckt fein süßlich und passt damit perfekt zu Banane.

Tomaten-Avocado-Polenta

7. Monat

Zutaten:

- 200ml Vollmilch
- 25g Polenta
- 1 kleine Tomate
- 1/2 Avocado

Zubereitungszeit: 15 Minuten

Zubereitung:

Die Milch aufkochen, Polenta einrühren und quellen lassen. In der Zwischenzeit die Tomate waschen und würfeln, die Avocado halbeiren, den Stein entfernen, das Fruchtfleisch von der Schale lösen und ebenfalls würfeln. Beides zur Polenta geben und pürieren.

Info:

Polenta ist nicht besonders nährstoffreich, dafür aber sehr sättigend. In einer ausgewogenen Ernährung darf sie ab und zu auf dem Speiseplan stehen.

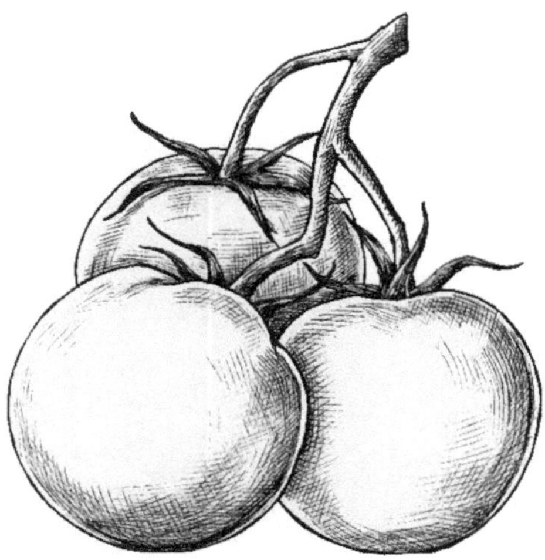

7-Korn-Brei mit Brombeeren

7. Monat

Zutaten:

- 200ml Vollmilch
- 10 Brombeeren
- 2 EL 7-Korn-Flocken

Zubereitungszeit: 15 Minuten

Zubereitung:

Die Milch mit den Flocken aufkochen und drei Minuten ziehen lassen. Die Brombeeren waschen, zu den Flocken geben und pürieren.

Info:

Je dunkler das Obst, desto gesünder ist es im Allgemeinen. Demnach zählen Brombeeren zu den gesündesten Obstsorten und überzeugen mit jeder Menge Nährstoffen und sekundären Pflanzenstoffen.

Cashew-Couscous-Brei

7. Monat

Zutaten:

- 100ml Vollmilch
- 40g Couscous
- 1 EL Cashewmus
- 1/2 Banane

Zubereitungszeit: 15 Minuten

Zubereitung:

Die Milch aufkochen und über den Couscous gießen, für fünf Minuten quellen lassen. Die Banane schälen, mit einer Gabel zerdrücken und zusammen mit dem Cashewmus zum Couscous geben. Zuletzt alles pürieren.

Info:

Cashews sind sehr gesund, sie stärken mit ihren Inhaltsstoffen den Knochen- und Muskelaufbau und stärken die Herzgesundheit.

Hafer-Kiwi-Brei

7. Monat

Zutaten:

- 200ml Vollmilch
- 1 Kiwi
- 2 EL Haferflocken
- 1 TL weißes Mandelmus

Zubereitungszeit: 10 Minuten

Zubereitung:

Die Milch mit den Haferflocken aufkochen und einige Minuten quellen lassen. die Kiwi schälen, würfeln, mit dem Mandelmus zu den Flocken geben und pürieren.

Info:

Kiwi ist eine tolle Vitamin-C-Quelle und kommt geschmacklich bei Kindern oft gut an. Zusätzlich erhöht sie die Eisenaufnahme aus den Haferflocken.

Hirsebrei

7. Monat

Zutaten:

- 200ml Vollmilch
- 50g Melone (Sorte egal)
- 3 EL Kokosjoghurt
- 25g Dinkelgrieß

Zubereitungszeit: 10 Minuten

Zubereitung:

Die Milch aufkochen, den Grieß einrühren und quellen lassen. Die Melone schälen, schneiden und mit dem Kokosjoghurt zum Grieß geben. Alles pürieren.

Info:

Der Kokosjoghurt sorgt für einen guten Fettanteil, gibt eine cremige Konsistenz und bringt den Brei gleichzeitig auf die perfekte Esstemperatur.

8. Lebensmonat

8

Hirse-Pflaumen-Brei

8. Monat

Zutaten:

- 20g Hirse-Schmelzflocken
- 150ml Wasser
- 1/2 Birne
- 2 Pflaumen
- 1 TL Rapsöl extra nativ

Zubereitungszeit: 10 Minuten

Zubereitung:

Die Birne und die Pflaume waschen, entkernen und würfeln. Beides mit 50ml Wasser in einen Topf geben und fünf Minuten dünsten, bis es weich ist. Die Schmelzflocken mit 100ml Wasser in einem Topf aufkochen und zwei Minuten quellen lassen. Das Obst und das Rapsöl dazugeben und pürieren.

Info:

Pflaumen wirken verdauungsregulierend, was am enthaltenen Pektin liegt. Nährstoffreich sind sie ebenfalls, vor allem Kalium, Kalzium, Eisen, Magnesium und Zink sind in größeren Mengen enthalten.

Hirse-Pflaumen-Brei

8. Monat

Zutaten:

- 100ml Wasser
- 20g Dinkelgrieß
- 50g Erdbeeren
- 50g Pfirsich
- 1 TL kaltgepresstes Leinöl

Zubereitungszeit: 10 Minuten

Zubereitung:

Das Wasser in einem Topf zum Kochen bringen, den Grieß einrühren und zwei Minuten köcheln lassen. Die Erdbeeren waschen und halbieren, den Pfirsich waschen, entkernen und würfeln. Das Obst und das Leinöl zum Grieß geben und pürieren.

Info:

Erdbeeren sind reich an Vitamin-C, sie enthalten sogar mehr des wichtigen Nährstoffs als Zitrusfrüchte. Beim Pfirsich am besten darauf achten dass er wirklich reif ist, was man daran erkennt dass er weich ist. So schmeckt er besonders süß.

Zwieback-Melonen-Brei

8. Monat

Zutaten:

- 50ml Wasser
- 60g Honigmelone
- 40g Erdbeeren
- 2 Stücke Vollkornzwieback
- 1 TL Rapsöl extra nativ

Zubereitungszeit: 10 Minuten

Zubereitung:

Die Melone schälen, entkernen und würfeln. Die Erdbeeren waschen und würfeln. Den Zwieback grob zerkrümeln und im Wasser einweichen. Das Obst dazugeben und pürieren.

Info:

Melonen enthalten jede Menge Vitamin A und C, außerdem liefern sie eine angenehme Süße. Bei Zwieback sollte eine Variante ohne zugesetzten Zucker gekauft werden.

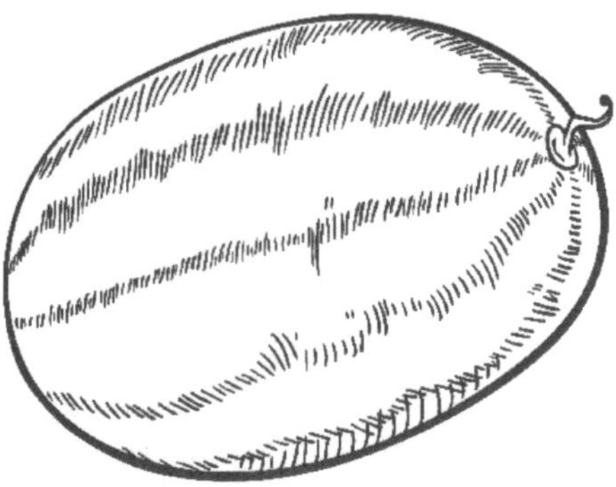

Mango-Erdbeer-Brei

8. Monat

Zutaten:

- 100ml Wasser
- 20g Weizengrieß
- 50g Erdbeeren
- 50g Mango
- 1 TL kaltgepresstes Leinöl

Zubereitungszeit: 10 Minuten

Zubereitung:

Das Wasser in einem Topf zum Kochen bringen, den Grieß einrühren und zwei Minuten köcheln lassen. Die Erdbeeren waschen und halbieren, die Mango halbieren, entkernen, das Fruchtfleisch von der Schale lösen und würfeln. Das Obst mit dem Grieß und dem Öl pürieren.

Info:

Die Mango sollte auf Druck leicht nachgeben, so erkennt man dass sie wirklich reif ist. Statt frischer Mango kann man auch tiefgekühlte Mango verwenden, diese ist genauso nährstoffreich.

Himbeer-Bananen-Brei

8. Monat

Zutaten:

- 100ml Wasser
- 20g Haferflocken
- 50g Himbeeren
- 50g Banane
- 1 TL Rapsöl extra nativ

Zubereitungszeit: 10 Minuten

Zubereitung:

Das Wasser in einem Topf zum Kochen bringen, die Haferflocken einrühren und zwei Minuten köcheln lassen. Die Himbeeren waschen, die Banane schälen und stückeln. Beides zu den Haferflocken geben und zusammen mit dem Öl pürieren.

Info:

Himbeeren sind sehr nährstoffreich, schmecken allerdings leicht säuerlich. Aus diesem Grund werden sie in diesem Rezept mit Banane kombiniert, die eine angenehme Süße gibt.

Melonen-Brei

8. Monat

Zutaten:

- 100ml Wasser
- 20g Dinkelflocken
- 100g Honigmelone
- 1 TL Rapsöl extra nativ

Zubereitungszeit: 10 Minuten

Zubereitung:

Das Wasser in einem Topf zum Kochen bringen, die Dinkelflocken einrühren und drei Minuten köcheln lassen. Die Melone halbieren, entkernen und das Fruchtfleisch würfeln. Zusammen mit dem Öl und den Dinkelflocken pürieren.

Info:

Statt Honigmelone eignet sich auch Galia oder Cantaloup-Melone. Sie alle schmecken süß und enthalten wichtige Nährstoffe wie Kalium, Vitamin A und Vitamin C.

Mango-Bananen-Brei

8. Monat

Zutaten:

- 100ml Wasser
- 20g 7-Korn-Flocken
- 1 TL kaltgepresstes Leinöl
- 50g Mango
- 50g Banane

Zubereitungszeit: 10 Minuten

Zubereitung:

Das Wasser in einem Topf zum Kochen bringen, die Flocken einrühren und drei Minuten köcheln lassen. Banane und Mango schälen und würfeln. Zusammen mit dem Öl zu den Flocken geben und pürieren.

Info:

7-Korn-Flocken sind eine gute Möglichkeit verschiedene Nährstoffe, Geschmäcker und Getreidesorten einzuführen. Sie können aber auch durch einfache Haferflocken ersetzt werden.

Bananen-Avocado-Brei mit Kakao

8. Monat

Zutaten:

- 1/2 Banane
- 1/2 Avocado
- 1/2 TL Kakaopulver
- 20g Reisflocken
- 100ml Wasser

Zubereitungszeit: 10 Minuten

Zubereitung:

Das Wasser in einem Topf zum Kochen bringen, die Reisflocken einrühren und quellen lassen. Die Avocado halbieren, entsteinen, mit einem Löffel das Fruchtfleisch aus der Schale lösen und würfeln. Die Banane schälen und in Stücke schneiden. Beides zu den Reisflocken geben und zusammen mit dem Kakao pürieren.

Info:

Avocados liefern wertvolle Omega-3-Fettsäuren, die wichtig für die Hirnentwicklung sind. Beim Kakao sollte ein Pulver ohne zugesetzten Zucker verwendet werden.

Kiwi-Brei

8. Monat

Zutaten:

- 100ml Wasser
- 20g Haferflocken
- 30g Kiwi
- 70g Banane
- 1 TL kaltgepresstes Leinöl

Zubereitungszeit: 10 Minuten

Zubereitung:

Das Wasser in einem Topf zum Kochen bringen, die Haferflocken einrühren und zwei Minuten köcheln lassen. Die Kiwi schälen und würfeln, die Banane schälen und in Stücke schneiden. Beides mit dem Öl und den Haferflocken pürieren.

Info:

Kiwis liefern doppelt so viel Vitamin C wie Zitrusfrüchte und sind dadurch ein ausgezeichneter Booster fürs Immunsystem. Zusätzlich erhöhen sie die Eisenaufnahme.

Apfel-Birnen-Brei

8. Monat

Zutaten:

- 100ml Wasser
- 20g Dinkelgrieß
- 50g Birne
- 50g Apfel
- 1 TL Rapsöl extra nativ

Zubereitungszeit: 10 Minuten

Zubereitung:

Das Wasser in einem Topf zum Kochen bringen, den Grieß einrühren und zwei Minuten köcheln lassen. Apfel und Birne waschen, entkernen und fein reiben. Das Obst und das Öl unter den Grieß rühren.

Info:

Äpfel und Birnen sind durch das enthaltene Pektin verdauungsregulierend und dadurch sehr gut für Babys geeignet.

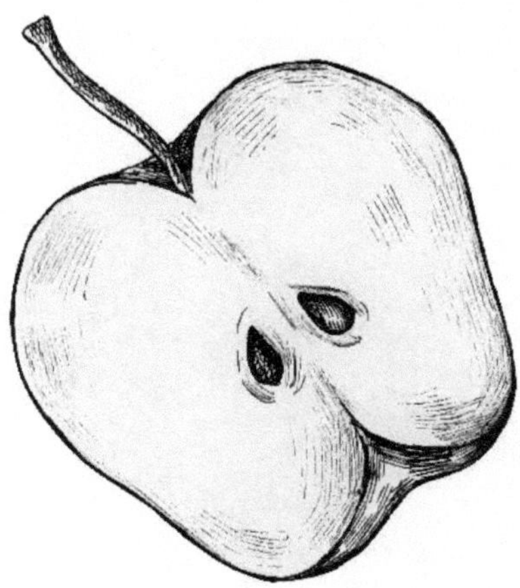

Bananen-Brei

8. Monat

Zutaten:

- 100ml Wasser
- 20g Haferflocken
- 1/2 Banane
- 1 TL Rapsöl extra nativ

Zubereitungszeit: 10 Minuten

Zubereitung:

Das Wasser in einem Topf zum Kochen bringen, die Haferflocken einrühren und zwei Minuten köcheln lassen. Die Banane schälen, stückeln und zusammen mit den Flocken und dem Öl pürieren.

Info:

Bananen sind nicht nur eine gute Nährstoffquelle sondern liefern auch jede Menge Energie - perfekt für kleine Entdecker.

Apfel-Hirse-Brei

8. Monat

Zutaten:

- 100ml Wasser
- 100g Apfelmark
- 20g Hirseflocken
- 1 TL Rapsöl extra nativ

Zubereitungszeit: 10 Minuten

Zubereitung:

Das Wasser in einem Topf zum Kochen bringen, die Hirseflocken einrühren und zwei Minuten köcheln lassen. Das Apfelmark und das Öl einrühren und pürieren.

Info:

Hirseflocken sind die Nummer Eins Eisenquelle in der Babyernährung. Durch das Apfelmark kann das Eisen optimal aufgenommen werden. Außerdem bringt es den Brei direkt auf die perfekte Esstemperatur.

Apfel-Reis-Brei

8. Monat

Zutaten:

- 100ml Wasser
- 20g Reisflocken
- 1/2 Apfel
- 1 TL kaltgepresstes Leinöl

Zubereitungszeit: 10 Minuten

Zubereitung:

Das Wasser in einem Topf zum Kochen bringen, die Reisflocken einrühren und zwei Minuten köcheln lassen. Den Apfel waschen, vierteln und reiben. Die Apfelraspeln und das Öl mit den Reisflocken verrühren und entweder pürieren oder so servieren.

Info:

Sowohl die Reisflocken als auch der Apfel wirken stuhlregulierend. Aus diesem Grund ist der Brei perfekt geeignet, wenn Babys Verdauungsprobleme haben.

Aprikosen-Bananen-Brei

8. Monat

Zutaten:

- 100ml Wasser
- 20g Dinkelflocken
- 2 Aprikosen
- 1/4 Banane
- 1 TL Rapsöl extra nativ

Zubereitungszeit: 10 Minuten

Zubereitung:

Das Wasser in einem Topf zum Kochen bringen, die Dinkelflocken und die Aprikosen dazugeben und drei Minuten köcheln lassen. Die Banane und das Öl dazugeben und pürieren.

Info:

Aprikosen enthalten, wie alle orangen Obst- und Gemüsesorten, jede Menge Beta-Karotin. Dieses ist die Vorstufe von Vitamin A, welches eine große Rolle für eine gesunde Sehkraft spielt.

Reis-Blaubeer-Brei

8. Monat

Zutaten:

- 100ml Wasser
- 20g Reisflocken
- 100g Blaubeeren
- 1 TL kaltgepresstes Leinöl

Zubereitungszeit: 10 Minuten

Zubereitung:

Das Wasser in einem Topf zum Kochen bringen, die Reisflocken einrühren und zwei Minuten köcheln lassen. Die Blaubeeren und das Öl dazugeben und pürieren.

Info:

Blaubeeren können den Stuhl dunkel verfärben, das ist ganz normal und kein Grund zur Sorge.

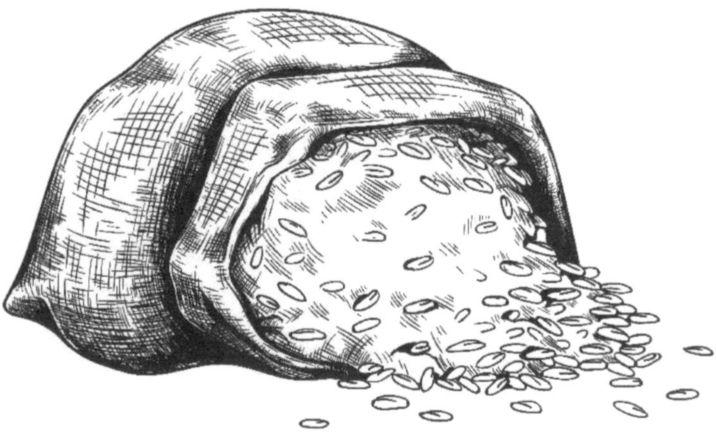

Mango-Karotten-Brei

8. Monat

Zutaten:

- 50ml Wasser
- 50ml Karottensaft
- 100g Mango
- 20g Hirseflocken
- 1 TL Rapsöl extra nativ

Zubereitungszeit: 10 Minuten

Zubereitung:

Das Wasser und den Saft in einem Topf zum Kochen bringen, die Hirseflocken einrühren und zwei Minuten köcheln lassen. Die Mango halbieren, entkernen und das Fruchtfleisch würfeln. Alle Zutaten zusammen pürieren.

Info:

Der Karottensaft sollte zu 100% aus Karotten bestehen und keinen zugesetzten Zucker enthalten.

Nektarinen-Grieß-Brei

8. Monat

Zutaten:

- 100ml Wasser
- 100g Nektarinen
- 1 TL Rapsöl extra nativ
- 20g Weizengrieß

Zubereitungszeit: 10 Minuten

Zubereitung:

Das Wasser aufkochen, mit dem Grieß verrühren und drei Minuten quellen lassen. Die Nektarinen waschen entsteinen und in Stücke schneiden. Das Obst und das Öl zum Grieß geben und pürieren.

Info:

Obst kann für eine leichtere Verdaulichkeit gekocht oder gedämpft werden, muss aber nicht. Die meisten Babys vertragen rohes Obst in diesem Alter bereits sehr gut.

Apfel-Kürbis-Brei

8. Monat

Zutaten:

- 100ml Wasser
- 50g Hokkaido-Kürbis
- 50g Apfel
- 20g Dinkelflocken
- 1 TL kaltgepresstes Leinöl

Zubereitungszeit: 10 Minuten

Zubereitung:

Den Kürbis und den Apfel waschen, entkernen und würfeln. Beides mit dem Wasser in einen Topf geben, aufkochen und für zehn Minuten köcheln lassen bis alles weich ist. Die Dinkelflocken zugeben und zwei Minuten ziehen lassen. Den Brei zusammen mit dem Öl pürieren.

Info:

Dinkelflocken sind reich an Ballaststoffen, Eisen, Zink und B-Vitaminen und dürfen daher gerne regelmäßig auf dem Speiseplan stehen.

Papaya-Brei

8. Monat

Zutaten:

- 100ml Wasser
- 20g Hirseflocken
- 100g Papaya
- 1 TL Rapsöl extra nativ

Zubereitungszeit: 10 Minuten

Zubereitung:

Das Wasser aufkochen, mit den Hirseflocken verrühren und drei Minuten köcheln lassen. Die Papaya halbieren, entkernen und das Fruchtfleisch würfeln. Die Papaya zusammen mit dem Öl zu den Hirseflocken geben und pürieren.

Info:

Papayas sind sehr gesund und reich an den Vitaminen A, C, E und Beta-Karotin.

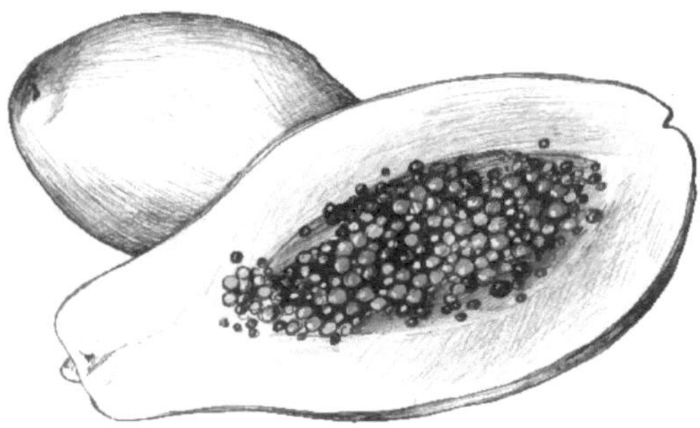

Pflaumen-Zwieback-Brei

8. Monat

Zutaten:

- 100ml Traubensaft
- 4 Pflaumen
- 3 Stücke Zwieback
- 1 TL kaltgepresstes Leinöl

Zubereitungszeit: 10 Minuten

Zubereitung:

Die Pflaumen waschen, entkernen und vierteln. In einem Topf mit dem Traubensaft aufkochen und fünf Minuten lang köcheln lassen. Den Zwieback zerbröseln, zum Saft geben und kurz durchziehen lassen. Das Öl hinzufügen und alles pürieren.

Info:

Zwieback gibt Energie, Ballaststoffe und Nährstoffe wie Eisen und Zink. Wichtig ist, dass er zuckerfrei ist.

Mango-Couscous-Brei

8. Monat

Zutaten:

- 180ml Wasser
- 100g Mango
- 20g Couscous
- 1 TL kaltgepresstes Leinöl

Zubereitungszeit: 10 Minuten

Zubereitung:

Den Couscous mit kochendem Wasser übergießen und etwa fünf Minuten quellen lassen. In der Zwischenzeit die Mango schälen, entkernen und in Würfel schneiden. Zum Couscous geben und zusammen mit dem Öl pürieren.

Info:

Obst kann für eine leichtere Verdaulichkeit gekocht oder gedämpft werden, muss aber nicht. Die meisten Babys vertragen rohes Obst in diesem Alter bereits sehr gut.

Johannisbeer-Brei

8. Monat

Zutaten:

- 80ml Wasser
- 100g Johannisbeermark
- 20g Haferflocken
- 1 TL kaltgepresstes Leinöl

Zubereitungszeit: 10 Minuten

Zubereitung:

Die Haferflocken mit dem Wasser aufkochen und drei Minuten köcheln lassen. Mit dem Öl und dem Beerenmark mischen und pürieren.

Info:

Statt gekauftem Johannisbeermark kann man auch frische Früchte verwenden und diese pürieren.

Avocado-Brei

8. Monat

Zutaten:

- 200ml Wasser
- 50g Dinkelflocken
- 1 reife Avocado
- 100ml Apfelsaft

Zubereitungszeit: 10 Minuten

Zubereitung:

Das Wasser mit den Dinkelflocken zum Kochen bringen und drei Minuten lang köcheln lassen. Die Avocado halbieren, das Fruchtfleisch heraus lösen und würfeln. Zusammen mit dem Apfelsaft zu den Dinkelflocken geben und pürieren.

Info:

Avocados sind so reich an gesunden Fetten dass kein zusätzliches Öl zum Brei gegeben werden muss.

Karotten-Brombeer-Brei

8. Monat

Zutaten:

- 100ml Wasser
- 20g Hirseflocken
- 1 Handvoll Brombeeren
- 1 TL kaltgepresstes Leinöl

Zubereitungszeit: 15 Minuten

Zubereitung:

Die Karotten waschen, würfeln und in einem Topf mit dem Wasser zehn Minuten garen. Die Brombeeren waschen, zusammen mit dem Öl in den Topf geben und pürieren.

Info:

Je dunkler das Obst, desto gesünder. Dementsprechend sind Brombeeren extrem nährstoffreich.

Kürbis-Ananas-Brei

8. Monat

Zutaten:

- 100ml Wasser
- 100g Hokkaido-Kürbis
- 70g Ananas
- 20g Weizengrieß
- 1 TL kaltgepresstes Leinöl

Zubereitungszeit: 10 Minuten

Zubereitung:

Die Ananas und den Kürbis schälen und würfeln, im Wasser zum Kochen bringen und zehn Minuten köcheln lassen bis alles gar ist. Zwei Minuten vor Ende der Kochzeit den Grieß zugeben. Zuletzt das Öl hinzufügen und alles pürieren.

Info:

Ananas ist reich an Fruchtsäure, weshalb man erst mal mit einer kleineren Menge testen sollte ob das Baby sie verträgt. In der Regel macht die Säure aber keine Probleme.

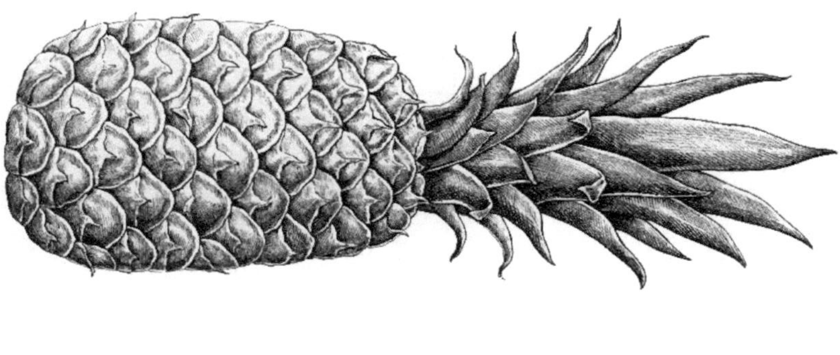

Couscous-Brei mit Obst

8. Monat

Zutaten:

- 50g Couscous
- 5 EL Wasser
- 3 EL Orangensaft
- 1/2 Banane
- 1 Kiwi
- 1/2 Mango
- 1 EL Rapsöl extra nativ

Zubereitungszeit: 10 Minuten

Zubereitung:

Den Couscous mit kochendem Wasser übergießen und quellen lassen. In der Zwischenzeit die Mango schälen, entkernen und in Würfel schneiden. Die Banane schälen und schneiden, mit der Kiwi ebenso verfahren. Den Couscous mit dem Orangensaft, dem Öl und den Früchten pürieren.

Info:

Couscous ist reich an Proteinen und Ballaststoffen - erstere sind wichtig fürs Wachstum und die Zellerneuerung, letztere bieten den guten Darmbakterien gesundes Futter.

Aprikosen-Brei

8. Monat

Zutaten:

- 100ml Wasser
- 20g Grieß
- 50g Aprikosen
- 1 TL kaltgepresstes Leinöl

Zubereitungszeit: 10 Minuten

Zubereitung:

Das Wasser aufkochen, den Grieß einrühren und drei Minuten köcheln lassen. Die Aprikosen waschen, entsteinen und klein schneiden. Mit dem Öl zum Grieß geben und pürieren.

Info:

Beim Grieß ist es egal welche Sorte verwendet wird, es ist aber sinnvoll nicht immer die gleiche zu nehmen. Der Geschmackssinn entwickelt sich am besten, wenn möglichst früh verschiedene Lebensmittel eingeführt werden.

Pfirsich-Dinkel-Brei

8. Monat

Zutaten:

- 40ml Wasser
- 2 Pfirsiche
- 50g Dinkelflocken
- 1 TL weißes Mandelmus

Zubereitungszeit: 10 Minuten

Zubereitung:

Das Wasser aufkochen, die Dinkelflocken einrühren und quellen lassen. Die Pfirsiche waschen, entkernen und würfeln. Zusammen mit dem Mandelmus zu den Getreideflocken geben und pürieren.

Info:

Dinkel sättigt gut und ist reich an Magnesium, Zink und Phosphor.

Zwieback-Brei mit gemischtem Obst

8. Monat

Zutaten:

- 50ml Wasser
- 2 Stücke Zwieback
- 1/2 Banane
- 1 Birne
- 1 kleinen Apfel
- 1 TL kaltgepresstes Leinöl

Zubereitungszeit: 10 Minuten

Zubereitung:

Den Zwieback zerbröseln, mit kochendem Wasser übergießen und einweichen lassen. Die Banane schälen und schneiden, Apfel und Birne waschen, entkernen und würfeln. Das Obst und das Leinöl zum Zwieback geben und pürieren.

Info:

Zu Beginn der Beikostzeit sollte der Brei nur aus wenigen Zutaten bestehen, damit Babys Geschmacksknospen nicht überfordert werden. Im achten Monat können aber ruhig auch mal mehrere verschiedene Obstsorten gemischt werden.

Apfel-Avocado-Brei

8. Monat

Zutaten:

- 100g Apfelmark
- 1/4 Avocado
- 2 EL Hirseflocken
- 50ml Wasser

Zubereitungszeit: 10 Minuten

Zubereitung:

Das Wasser aufkochen, die Hirseflocken einrühren und drei Minuten köcheln lassen. Die Avocado schälen und würfeln. Alle Zutaten miteinander pürieren.

Info:

Das Vitamin C aus dem Apfelmark erhöht die Eisenaufnahme aus der Hirse. Dank der Avocado können auch die fettlöslichen Vitamine gut aufgenommen werden.

9-10. Monat: Brei ergänzt durch Frühstück und Snacks

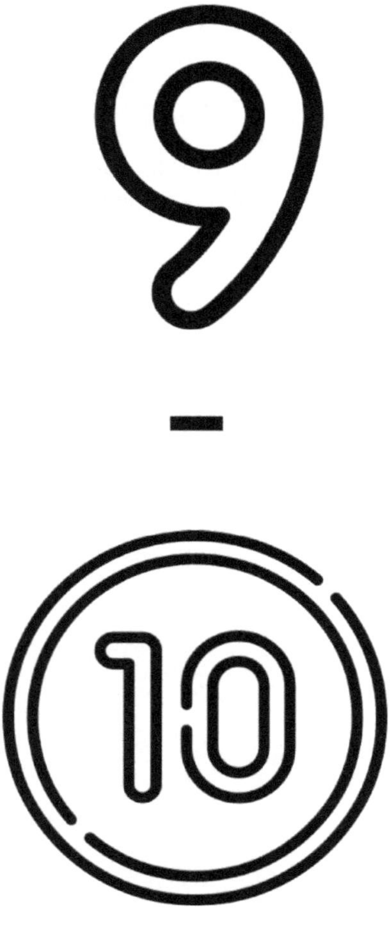

Haferpfannkuchen

9-10. Monat, Frühstück

Zutaten:

- 110g Haferflocken
- 2 Eier
- 20 Butter
- 250ml Milch

Zubereitungszeit: 20 Minuten

Zubereitung:

Die Eier in eine Schüssel geben und mit Milch und Haferflocken verrühren. Die Butter schmelzen, zu den anderen Zutaten geben und alles pürieren. Den Teig kurz ruhen lassen; in der Zwischenzeit kann bereits eine beschichtete Pfanne vorgeheizt werden. Eine kleine Portion Teig in die Pfanne geben und von beiden Seiten ausbacken. Mit dem restlichen Teig ebenso verfahren.

Info:

Die Pfannkuchen schmecken sowohl pur, als auch mit einer Füllung aus Fruchtmark. Damit das Baby den Pfannkuchen gut essen kann sollten entweder Streifen zum selbst greifen geschnitten werden oder man füttert mit einer kleinen Gabel.

Flapjacks

9-10. Monat, Frühstück

Zutaten:

- 100g Kokosfett
- 70ml Wasser
- 50g Datteln
- 4 Tassen Haferflocken
- 1 Tasse Kokosflocken
- 2 EL geschrotete Leinsamen

Zubereitungszeit: 35 Minuten

Zubereitung:

Das Kokosfett in einem Topf schmelzen. Die Datteln im Mixer zerkleinern und mit den restlichen Zutaten zum geschmolzenen Kokosfett geben. Die Masse auf ein mit Backpapier ausgelegtes Blech streichen und im vorgeheizten Ofen bei 180°C Ober-/Unterhitze backen. Komplett auskühlen lassen und dann in Riegel schneiden.

Info:

Die gesunden Riegel sind reich an Eisen, Zink, B-Vitaminen und Ballaststoffen.

Gesunder Schokoaufstrich

9-10. Monat, Frühstück

Zutaten:

- 50g Datteln
- 2 EL Haselnussmus
- 1 TL Kakaopulver
- 1 Schuss Haselnussmilch

Zubereitungszeit: 5 Minuten

Zubereitung:

Alle Zutaten mit einander vermixen bis eine homogene Masse entsteht.

Info:

Datteln sind extrem nährstoffreich und enthalten beispielsweise Eisen, Zink, B-Vitamine und Ballaststoffe. Kakao ist ebenfalls eine gute Eisenquelle, man sollte aber eine ungezuckerte Variante verwenden.

Kichererbsen-Aufstrich

9-10. Monat, Frühstück

Zutaten:

- 1 Dose Kichererbsen
- 1/4 Paprika
- 1 kleine Karotte
- 1 Frühlingszwiebel
- 1/4 TL geriebene Kräuter
- 1/4 TL Knoblauchpulver
- 1 EL vegane Mayonnaise (ohne Ei)
- 1 EL Joghurt

Zubereitungszeit: 5 Minuten

Zubereitung:

Die Kichererbsen mit einer Gabel zerdrücken. Paprika waschen, entkernen und fein würfeln. Karotte und Frühlingszwiebel ebenfalls fein schneiden. Alle Zutaten miteinander verrühren. Der Aufstrich hält sich im Kühlschrank mehrere Tage.

Info:

Kichererbsen gehören zur Familie der Hülsenfrüchte, die allesamt sehr gesund sind. Sie enthalten Eisen, Magnesium, Zink und B-Vitamine.

Orangen-Porridge

9-10. Monat, Frühstück

Zutaten:

- 1/2 Orange
- 40g Haferflocken
- 1 EL Chiasamen
- 1 EL geschrotete Leinsamen
- 1 EL Haselnussmus
- 1 Prise Zimt
- 1 TL Vanilleextrakt
- 2 Datteln
- 250ml Sojamilch

Zubereitungszeit: 10 Minuten

Zubereitung:

Die Orange schälen und in kleine Stücke schneiden. Diese zusammen mit den restlichen Zutaten in einen Topf geben, aufkochen und danach köcheln lassen bis die richtige Konsistenz erreicht ist.

Info:

Nüsse sind sehr nährstoffreich und liefern zusätzlich Energie. Da Babys noch keine ganzen Nüsse essen dürfen ist Nussmus eine gute Möglichkeit, sie trotzdem in die Ernährung zu integrieren.

Power-Brot

9-10. Monat, Frühstück

Zutaten:

- 180g Reismehl
- 20g Haferflocken
- 100g Hirseflocken
- 50g geschrotete Leinsamen
- 20g Flohsamenschalen
- 20g Chiasamen
- 2 TL Backpulver
- 1 TL Natron
- 1 TL Reisessig
- 700ml warmes Wasser

Zubereitungszeit: 170 Minuten

Zubereitung:

Alle Zutaten miteinander verrühren und in eine mit Backpapier ausgelegte Kastenform geben. Eine Stunde ruhen lassen und im vorgeheizten Backofen bei 180°C Ober-/Unterhitze für 50 Minuten backen. Das Brot aus der Form nehmen, auf ein Rost legen und weitere 50 Minuten backen.

Info:

Im Gegensatz zu gekauftem Brot enthält dieses Rezept weder Salz noch Zucker und enthält jede Menge wichtiger Nährstoffe.

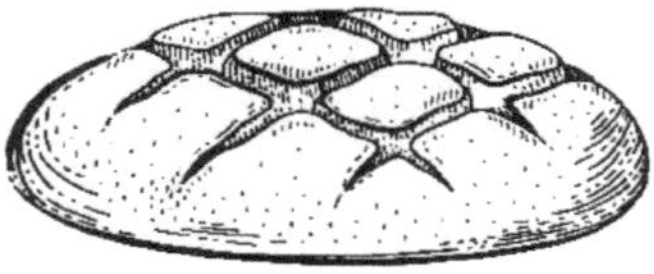

Gesunde Leberwurst

9-10. Monat, Frühstück

Zutaten:

- 150g Kalbs- oder Hähnchenleber
- 1 Zwiebel
- 1 Karotte
- 1/4 Kohlrabi
- 1 Apfel
- 1/2 TL getrockneter Estragon
- 1 Prise gemahlene Nelken
- 4 Pimentkörner
- 4 Wacholderbeeren
- 2 Lorbeerblätter
- 1 TL Butter

Zubereitungszeit: 25 Minuten

Zubereitung:

Die Zwiebel und den Kohlrabi schälen und fein hacken. Karotte und Apfel waschen und ebenfalls fein schneiden. Die Leber gut abwaschen und mit dem Gemüse, dem Apfel und den Gewürzen in einem Topf aufkochen. 15 Minuten köcheln lassen bis die Leber gar ist. Die Leber, 150g vom Gemüse und die Butter pürieren.

Info:

Gekaufte Leberwurst enthält in der Regel Nitrit, welches krebserregend ist. Wer seine Leberwurst selber macht, umgeht das erhöhte Krebsrisiko. Durch das Gemüse sind außerdem zusätzliche Vitamine enthalten.

Hirse-Auflauf

9-10. Monat, Frühstück

Zutaten:

- 2 reife Bananen
- 100g Hirseflocken
- 100g Haferflocken
- 30g gemahlene Mandeln
- 1 EL Flohsamenschalen
- 100g Beeren
- 500ml Sojamilch
- etwas Vanilleextrakt

Zubereitungszeit: 35 Minuten

Zubereitung:

Den Ofen auf 170°C Ober-/Unterhitze vorheizen. Die Bananen schälen, mit einer Gabel zerdrücken und mit den restlichen Zutaten verrühren. Die Masse in eine Auflaufform geben und für 30 Minuten backen.

Info:

Die Hirseflocken enthalten jede Menge Eisen, welches durch Vitamin C besser aufgenommen werden kann. Da Vitamin C hitzeempfindlich ist und beim Backen größtenteils zerstört wird ist es sinnvoll, ein paar frische Beeren zum Auflauf anzubieten.

Zuckerfreier Joghurt

9-10. Monat, Frühstück

Zutaten:

- 150g Kokosjoghurt ohne Zuckerzusatz
- 1 Handvoll Beeren

Zubereitungszeit: 2 Minuten

Zubereitung:

Die Beeren waschen und zusammen mit dem Joghurt mixen.

Info:

In gekauften Fruchtjoghurts ist oft jede Menge Zucker. Um die sensiblen Geschmacksknospen deines Babys nicht an unnötigen Zucker zu gewöhnen ist es ratsam, Fruchtjoghurt selbst zu machen.

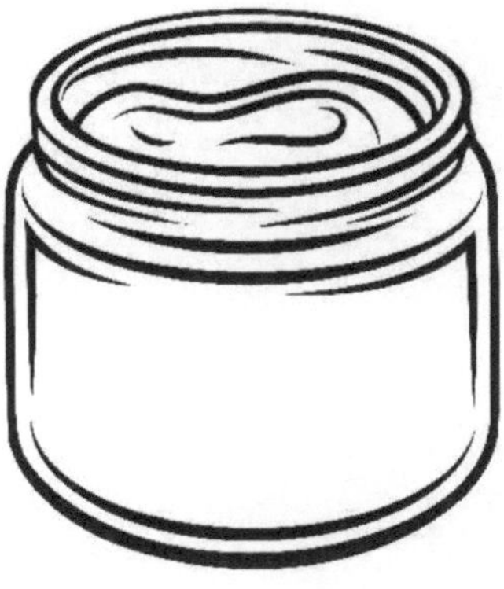

Zwetschgen-Crumble

9-10. Monat, Frühstück

Zutaten:

- 35g Kokosöl
- 1 Banane
- 1/2 TL Zimt
- 150g Haferflocken
- 1 Apfel
- 15 Zwetschgen

Zubereitungszeit: 45 Minuten

Zubereitung:

Die Zwetschgen und den Apfel waschen, entkernen und in kleine Stücke schneiden. Eine Auflaufform einfetten und das Obst hinein geben. Das Kokosöl schmelzen, die Banane zerdrücken und beides mit dem Zimt und den Haferflocken vermengen. Die Mischung über dem Obst verteilen und bei 200°C Umluft 45 Minuten backen.

Info:

Crumble ist eine einfache und leckere Möglichkeit, mehr Obst in die Ernährung zu integrieren. Um ihn abzuwandeln können auch andere Obstsorten verwendet werden.

Zucchini-Brötchen

9-10. Monat, Frühstück

Zutaten:

- 200g Dinkelmehl
- 100g Hirseflocken
- 100g Zucchini
- 1/2 Packung Trockenhefe
- 150ml lauwarmes Wasser

Zubereitungszeit: 90 Minuten

Zubereitung:

Die Zucchini raspeln und mit den Händen etwas ausdrücken. Die restlichen Zutaten zur Zucchini geben und zu einem homogenen Teig verkneten. Diesen in sechs Stücke teilen, zu Brötchen formen und auf ein mit Backpapier ausgelegtes Blech legen. Die Brötchen für eine Stunde abgedeckt an einem warmen Ort ruhen lassen, danach im vorgeheizten Backofen bei 200°C Ober-/Unterhitze für 20 Minuten backen.

Info:

Gekaufte Brötchen enthalten oft Zucker und Salz, weshalb es gesünder ist sie selbst zu backen. Durch die Hirse sind diese Brötchen reich an Eisen, Silizium, Magnesium und Kalium, außerdem stellen sie eine gute Proteinquelle dar.

Kürbisbrötchen

9-10. Monat, Frühstück

Zutaten:

- 350g Dinkelmehl
- 220g Kürbispüree
- 20g Olivenöl extra nativ
- 1 Schuss Mineralwasser
- 1 Packung Backpulver

Zubereitungszeit: 25 Minuten

Zubereitung:

Alle Zutaten zu einem elastischen Teig verkneten, in acht Stücke teilen und zu Brötchen formen. Diese auf ein mit Backpapier ausgelegtes Blech legen, mit Wasser einstreichen und bei 180°C Ober-/Unterhitze 20 Minuten backen bis sie goldbraun sind.

Info:

Die Kürbisbrötchen sind innen schön weich und dadurch perfekt für Beikost-Anfänger geeignet. Sie können entweder trocken oder mit einem Aufstrich, wie zum Beispiel zuckerfreier Marmelade angeboten werden.

Zuckerfreie Marmelade

9-10. Monat, Frühstück

Zutaten:

- 400g Erdbeeren
- 1 Banane
- 1 Prise Vanillepulver
- 1 TL Agar Agar

Zubereitungszeit: 10 Minuten

Zubereitung:

Die Erdbeeren waschen, die Banane schälen und beides mit einem Pürierstab zu einer feinen Masse verarbeiten. Diese in einem Topf mit dem Agar Agar und der Vanille aufkochen. Fünf Minuten köcheln lassen, in ein Glas umfüllen und vollständig abkühlen lassen.

Info:

Anstelle von Agar Agar kann auch Gelatine verwendet werden. Durch die Banane schmeckt die Marmelade süß, ganz ohne ungesunden weißen Zucker.

Kirsch-Porridge

9-10. Monat, Frühstück

Zutaten:

- 40g Haferflocken
- 1 EL Chiasamen
- 1 EL geschrotete Leinsamen
- 1 EL weißes Mandelmus
- 1 Prise Zimt
- 3 klein geschnittene Datteln
- 240ml Hafermilch
- 1 Handvoll Kirschen

Zubereitungszeit: 10 Minuten

Zubereitung:

Die Kirschen waschen, entsteinen und vierteln. Alle Zutaten in einen Topf geben, aufkochen und danach unter rühren drei Minuten köcheln lassen.

Info:

Kirschen enthalten moderate Mengen an Vitamin C, Folsäure und Kupfer. Datteln sind eine gute Energiequelle und reich an Eisen, Magnesium und Zink. Sie geben dem Porridge eine angenehme Süße ganz ohne ungesunden weißen Zucker.

Frühstücks-Muffins

9-10. Monat, Frühstück

Zutaten:

- 200g Haferflocken
- 50g gemahlene Haselnüsse
- 2 TL Backpulver
- 1/2 TL Zimt
- 2 Eier
- 80g Apfelmark
- 1 EL weißes Mandelmus
- 125ml Sojamilch
- 1/2 Apfel
- 2 EL Rosinen
- 1 TL Vanilleextrakt

Zubereitungszeit: 30 Minuten

Zubereitung:

Den Ofen auf 180°C Umluft vorheizen und ein Muffinblech gut einfetten. Den Apfel waschen, entkernen und würfeln. Alle Zutaten miteinander verrühren und auf die Muffinformen verteilen. Für 20 Minuten backen und vollständig auskühlen lassen, bevor die Muffins aus der Form gelöst werden.

Info:

Da Babys noch nicht so viele Milchprodukte konsumieren sollten ist es empfehlenswert, regelmäßig pflanzliche Alternativen wie Soja- oder Hafermilch zu verwenden.

Zuckerfreies Bananenbrot

9-10. Monat, Snack

Zutaten:

- 3 reife Bananen
- 80ml Öl
- 50ml Milch
- 2 Eier
- 1 TL Vanilleextrakt
- 175g Dinkelvollkornmehl
- 75g gemahlene Mandeln
- 3 TL Backpulver
- 1/2 TL Zimt

Zubereitungszeit: 40 Minuten

Zubereitung:

Den Ofen auf 180°C Ober-/Unterhitze vorheizen. Die Bananen schälen, mit einer Gabel zerdrücken und mit den Eiern, dem Öl, der Milch und der Vanille verrühren. Die restlichen Zutaten hinzufügen und noch einmal kurz vermengen. Den Teig in eine gefettete Kastenform füllen und für 35 Minuten backen. Vor dem Anschneiden komplett auskühlen lassen.

Info:

Da das Bananenbrot zuckerfrei und mit nährstoffreichem Vollkornmehl gebacken wird, ist es gesund und kann auch Babys schon problemlos serviert werden.

Kartoffel-Nuggets

9-10. Monat, Snack

Zutaten:

- 100g weiße Bohnen
- 150g gekochte Kartoffeln
- 20g Butter
- 110g Dinkelmehl
- 6 EL Paniermehl
- Öl zum Braten

Zubereitungszeit: 20 Minuten

Zubereitung:

Die Kartoffeln zusammen mit den Bohnen, der Butter und dem Mehl zu einer Masse mixen. Das Paniermehl in einen tiefen Teller füllen und mit einem Löffel kleine Teigportionen hinein geben und wälzen. Zu Kugeln und dann zu Nuggets formen. Da der Teig sehr weich ist sollte er mit der Hand am Besten nur an den Stellen angefasst werden, an denen bereits Paniermehl ist. In einer beschichteten Pfanne etwas Öl erwärmen und die Nuggets darin von beiden Seiten anbraten.

Info:

Dank der weichen Konsistenz können die Nuggets bereits von Babys gut gegessen werden. Die Bohnen liefern Proteine, Eisen und B-Vitamine.

Tomaten-Feta-Schnecken

9-10. Monat, Snack

Zutaten:

- 130g gekochte Kartoffeln
- 130g Dinkelmehl
- 1 TL Hefe
- 80g Joghurt
- 1/3 getrocknete Tomaten
- 1/2 Packung Feta
- 2 EL Sesam

Zubereitungszeit: 100 Minuten

Zubereitung:

Die Kartoffeln mit einem Mixer oder einer Presse zu Brei verarbeiten und mit Joghurt, Mehl und Hefe zu einem homogenen Teig kneten. Mit einem Tuch abdecken und an einem warmen Ort eine Stunde lang gehen lassen. In der Zwischenzeit den Feta, die getrockneten Tomaten und den Sesam im Mixer zu einer Masse verarbeiten. Den Teig rechteckig ausrollen, die Tomatenmasse aufstreichen und von der langen Seite aus aufrollen. Die Rolle in sechs Scheiben schneiden und diese auf ein mit Backpapier ausgelegtes Backblech legen. Im vorgeheizten Ofen bei 200°C Umluft für 12 Minuten backen.

Info:

Da Feta salzreich ist sollte auf andere salzhaltige Lebensmittel verzichtet werden, wenn es die Tomaten-Feta-Schnecken gibt. Mit der Füllung kann variiert werden, auch Kräuter oder Pesto machen sich beispielsweise gut in den Schnecken.

Ratz-Fatz-Pizza

9-10. Monat, Snack

Zutaten:

- 100g Dinkelmehl
- 100ml Milch
- 2 Eier
- 1/2 Paprika
- 3 Champignons
- 3 Cocktailtomaten
- 1/4 Zucchini
- 1 EL Mais
- 1 EL Tomatenmark
- 50g Reibekäse
- 1 TL Pizzagewürz

Zubereitungszeit: 30 Minuten

Zubereitung:

Die Paprika waschen, entkernen und würfeln. Die Pilze waschen und würfeln. Die Tomaten und die Zucchini waschen und fein schneiden. Alle Zutaten in eine Aufbewahrungsdose geben, mit einem Deckel verschließen und so lange kräftig schütteln, bis alles vermischt ist. Eine Springform einfetten, den Teig einfüllen und im vorgeheizten Ofen bei 200°C Ober-/Unterhitze für 20 Minuten backen.

Info:

In Streifen geschnitten kann die Ratz-Fatz-Pizza auch von Babys gut gegessen werden. Das Gemüse kann variiert werden.

Karotten-Riegel

9-10. Monat, Snack

Zutaten:

- 100g Haferflocken
- 100g Vollkornmehl
- 2 EL Sesam
- 1 große Karotte
- 50ml Rapsöl extra nativ
- 80ml Wasser
- 1/4 TL Paprikapulver
- 1/4 TL Zwiebelpulver

Zubereitungszeit: 40 Minuten

Zubereitung:

Den Ofen auf 170°C Ober-/Unterhitze vorheizen. Die Karotte waschen und fein reiben. Zusammen mit den restlichen Zutaten in eine Schüssel geben und mit den Händen zu einer homogenen Masse verkneten. Diese auf einem mit Backpapier ausgelegten Blech zu einem 1cm hohen Rechteck formen und für 30 Minuten backen. Nachdem die Masse vollständig ausgekühlt ist kann sie mit einem Pizzaschneider oder einem scharfen Messer in Riegel geschnitten werden.

Info:

Dank Haferflocken und Vollkornmehl sind die Riegel extrem reich an Eisen, Zink und B-Vitaminen. Wer die Eisenaufnahme erhöhen möchte kann etwas Apfelmark zu den Riegeln reichen.

Kokosriegel

9-10. Monat, Snack

Zutaten:

- 80g Hirseflocken
- 150g Kokosmilch aus der Dose
- 20g weißes Mandelmus
- 20g Kokosraspeln

Zubereitungszeit: 40 Minuten

Zubereitung:

Alle Zutaten miteinander vermengen und entweder in eine Riegelform füllen oder mit einem Löffel auf einem mit Backpapier ausgelegten Blech in Riegelform bringen. Anschließend in den vorgeheizten Ofen geben und bei 180°C für 15 Minuten backen.

Info:

Die Riegel lassen sich einfrieren und können bei Bedarf aufgetaut werden. Sie schmecken nussig-süß und sind reich an wichtigen Nährstoffen.

Pizzastangen

9-10. Monat, Snack

Zutaten:

- 400g Vollkornmehl
- 1 Würfel frische Hefe
- 320ml warmes Wasser
- 1 Schuss Olivenöl extra nativ
- 1/2 Tube Tomatenmark
- 3 EL Oregano
- etwas Streukäse

Zubereitungszeit: 100 Minuten

Zubereitung:

Die Hefe in lauwarmem Wasser auflösen und mit Olivenöl und Vollkornmehl verkneten. Den Teig mit einem Tuch abdecken und an einem warmen Ort für eine Stunde ruhen lassen. Danach den Teig auf einem mit Backpapier ausgelegten Blech ausrollen oder mit den Händen platt drücken. Mit Tomatenmark bestreichen, Oregano und Streukäse darüber geben und im Backofen bei 190°C für 20 Minuten backen.

Info:

Vollkornmehl enthält deutlich mehr Nährstoffe als weißes Mehl, weshalb es unbedingt bevorzugt werden sollte. Um die Pizzastangen zu variieren kann auch verschiedenes geriebenes Gemüse auf den Teig gegeben werden.

Erdbeer-Kugeln

9-10. Monat, Snack

Zutaten:

- 50g Kokosraspeln
- 50g Haferflocken
- 50g gemahlene Mandeln
- 20g gefriergetrocknete Erdbeeren
- 1 TL Vanille
- 2 EL weißes Mandelmus
- etwas Kokosraspeln zum Wälzen

Zubereitungszeit: 10 Minuten

Zubereitung:

Die Haferflocken im Mixer mahlen, danach die restlichen Zutaten zugeben und zu einer einheitlichen Masse mixen. Aus dem Teig 20 Kugeln formen und diese in Kokosraspeln wälzen. Im Kühlschrank aufbewahrt halten die Kugeln mehrere Tage.

Info:

Die Zutaten können sehr gut variiert werden - Haselnüsse statt Mandeln, Kakaopulver statt Erdbeeren, Erdnussmus statt Mandelmus - schon hat man einen neuen zuckerfreien Snack.

Gemüsepuffer

9-10. Monat, Snack

Zutaten:

- 1 Zucchini
- 1 Karotte
- 1 Pastinake
- 1 Zwiebel
- 2 Eier
- 4 EL Hirseflocken
- 3 EL Mehl
- 3 EL Stärke
- 2 TL Currypulver
- 1 TL gemahlene Kräuter
- etwas Pfeffer
- etwas Öl zum Braten

Zubereitungszeit: 20 Minuten

Zubereitung:

Zucchini, Karotte und Pastinake waschen und mit einer Küchenreibe raspeln. Die Zwiebel schälen, fein würfeln und zum restlichen Gemüse geben. Mit dem Ei und den anderen Zutaten vermengen und fünf Minuten ruhen lassen. In einer Pfanne etwas Öl erwärmen und darin die Gemüsepuffer von beiden Seiten anbraten.

Info:

Eier enthalten wertvolle Nährstoffe, haben aber auch einen sehr hohen Proteingehalt. Aus diesem Grund sollten sie nicht täglich auf dem Speiseplan stehen, sondern nur 1-2 mal pro Woche.

Bananenstangen

9-10. Monat, Snack

Zutaten:

- 2 reife Bananen
- 200g Dinkelvollkornmehl
- 1 TL Backpulver

Zubereitungszeit: 20 Minuten

Zubereitung:

Den Backofen auf 180°C Ober-/Unterhitze vorheizen. Die Bananen schälen, mit einer Gabel zerdrücken und mit den restlichen Zutaten zu einem Teig kneten. Stangen daraus formen, auf ein mit Backpapier ausgelegtes Blech legen und für 15 Minuten backen.

Info:

Bananen liefern B-Vitamine, Kalium und Magnesium. Sie regulieren den Blutzuckerspiegel und die Verdauung.

Kroketten mit Gemüse

9-10. Monat, Snack

Zutaten:

- 300g Blumenkohl
- 100g Brokkoli
- 100g Zucchini
- 2 Eier
- 6 EL Semmelbrösel
- 1 TL geriebene Kräuter
- 1/2 TL Knoblauchpulver
- etwas Olivenöl zum Bestreichen

Zubereitungszeit: 40 Minuten

Zubereitung:

Den Backofen auf 180°C Ober-/Unterhitze vorheizen. Den Blumenkohl und den Brokkoli waschen und in einem Mixer zerkleinern. Die Zucchini waschen, fein reiben und mit den Händen ausdrücken. Das Gemüse mit den restlichen Zutaten vermengen, 15 Kroketten formen und auf ein mit Backpapier ausgelegtes Backblech legen. 30 Minuten backen und nach der Hälfte der Zeit einmal wenden.

Info:

Die Kroketten sind weich und daher gut für kleine Essanfänger geeignet. Auch wenn Brokkoli und Blumenkohl sonst vielleicht nicht so beliebt sind, werden sie in dieser Form normalerweise gerne gegessen.

Milchreisstangen

9-10. Monat, Snack

Zutaten:

- 250g Milchreis
- 1 Liter Hafermilch
- 200g Blaubeeren

Zubereitungszeit: 60 Minuten

Zubereitung:

Die Hafermilch mit dem Milchreis in einen Topf geben, aufkochen und 30 Minuten köcheln lassen. Ab und zu umrühren, damit nichts am Topfboden ansetzt. Die Blaubeeren waschen und unterrühren. Die Masse auf ein mit Backpapier ausgelegtes Blech streichen und etwas andrücken. Bei 180°C etwa 25 Minuten lang backen bis sich die Masse trocken anfühlt. Komplett abkühlen lassen und in Riegel oder mundgerechte Stücke schneiden.

Info:

Blaubeeren sind extrem gesund, können aber für mehr Abwechslung auch problemlos durch anderes gewürfeltes oder geraspeltes Obst ersetzt werden.

Himbeer-Quark-Brötchen

9-10. Monat, Snack

Zutaten:

- 175g Vollkorndinkelmehl
- 2 TL Backpulver
- 1 EL Rapsöl extra nativ
- 1 Ei
- 100g Quark oder Sojaquark
- 15g gefriergetrocknete Himbeeren
- 1 Eigelb
- 1 EL Milch

Zubereitungszeit: 25 Minuten

Zubereitung:

Den Backofen auf 180°C Ober-/Unterhitze vorheizen. Mehl, Backpulver, Quark, Ei, Öl und Himbeeren zu einem homogenen Teig verkneten. Einige Stücke abtrennen und zu Brötchen formen. Diese auf ein mit Backpapier ausgelegtes Blech legen und mit einer Mischung aus Eigelb und Milch bestreichen. Für 20 Minuten backen.

Info:

Die Brötchen sind eine gesunde Proteinquelle und liefern Mineralien wie Eisen, Zink und Magnesium.

Erdnusskekse

9-10. Monat, Snack

Zutaten:

- 75g Datteln
- 65g Butter
- 60g Erdnussmus
- 1/2 TL Vanilleextrakt
- 45g Dinkelmehl
- 1/2 TL Backpulver
- 30ml Milch oder Sojamilch

Zubereitungszeit: 20 Minuten

Zubereitung:

Den Backofen auf 180°C Ober-/Unterhitze vorheizen. Datteln, Butter, Erdnussmus, Milch und Vanilleextrakt in einem Mixer zu einem Teig verarbeiten. Mit Dinkelmehl und Backpulver vermengen und auf einem mit Backpapier ausgelegten Blech 12 Kekse daraus formen. Für 12 Minuten backen und vor dem Verzehr vollkommen abkühlen lassen.

Info:

Erdnüsse sind reich an Antioxidantien, die vor Zellalterung schützen. Außerdem sind sie reich an Vitamin E, Magnesium und B-Vitaminen.

Karotten-Kekse

9-10. Monat, Snack

Zutaten:

- 150g Dinkelvollkornmehl
- 1 TL Backpulver
- 1/4 TL Paprikapulver
- 1/4 TL getrockneter Rosmarin
- 1/2 Zucchini
- 1 Karotte
- 2 EL Olivenöl extra nativ
- 70ml Wasser

Zubereitungszeit: 20 Minuten

Zubereitung:

Den Backofen auf 180°C Ober-/Unterhitze vorheizen. Die Zucchini waschen, fein reiben und ausdrücken. Mit der Karotte genau so verfahren. Alle Zutaten mit einander verrühren und zehn Portionen auf ein mit Backpapier ausgelegtes Blech geben. 14 Minuten backen und gut auskühlen lassen.

Info:

Geriebenes Gemüse ist eine super Möglichkeit, mehr Nährstoffe auf den Baby-Speiseplan zu bringen. Dank dem Olivenöl ist außerdem eine gute Portion gesundes Fett enthalten.

11-12. Monat: Familienkost

11

–

12

Feta-Pasta

11-12. Monat

Zutaten:

- 300g Nudeln
- 1/2 Paprika
- 1 Dose gehackte Tomaten
- 500ml Brühe
- 1 Handvoll Spinat
- 200g Feta
- 200g Cocktailtomaten
- 1 Handvoll Oliven ohne Stein

Zubereitungszeit: 30 Minuten

Zubereitung:

Die Nudeln in eine Auflaufform füllen. Gehackte Tomaten, Brühe, gestückelten Feta, halbierte Cocktailtomaten, Spinat und halbierte Oliven darüber geben. Im vorgeheizten Backofen bei 200°C Ober-/Unterhitze 20 Minuten lang backen. Vor dem Servieren einmal umrühren und den Spinat klein schneiden.

Info:

Da Feta salzig ist sollte das restliche Gericht nicht zusätzlich gesalzen werden. Spinat ist sehr gesund und reich an sekundären Pflanzenstoffen. Aufgrund der Verschluckungsgefahr sollte er aber immer klein geschnitten oder püriert werden.

Mac & Cheese

11-12. Monat

Zutaten:

- 1/2 Kopf Blumenkohl
- 300ml Sojamilch
- 1 EL mittelscharfer Senf
- 50g Dinkelmehl
- 200g geriebener Cheddar
- 400g Vollkornnudeln
- etwas Pfeffer

Zubereitungszeit: 20 Minuten

Zubereitung:

Den Blumenkohl waschen, in Stücke schneiden, weich kochen und pürieren. Die Nudeln in der Zwischenzeit nach Packungsanweisung kochen. Das Mehl mit der Sojamilch, dem Senf, dem Blumenkohlbrei und dem Pfeffer verrühren und zu den Nudeln geben. Beides zusammen noch einmal wenige Minuten köcheln lassen, damit die Sauce eindicken kann.

Info:

Durch den Blumenkohl ist dieses Mac & Cheese Rezept gesünder als die herkömmliche Variante. Es ist reich an B-Vitaminen, Kalzium und Vitamin K.

Grüne Pfannkuchen

11-12. Monat

Zutaten:

- 150g Spinat
- 2 Eier
- 260g Dinkelmehl
- 300ml Milch
- 3 EL Minderalwasser mit Sprudel
- etwas Öl zum Anbraten
- Füllung nach Belieben

Zubereitungszeit: 10 Minuten

Zubereitung:

Den Spinat waschen und klein hacken. Zusammen mit der Milch in ein Behältnis geben und pürieren. Die Mischung mit den restlichen Zutaten verrühren und in einer beschichteten Pfanne in etwas Öl von beiden Seiten ausbacken.

Info:

Spinat ist reich an Vitamin K, Eisen, Kalzium und Folsäure. Grünes Blattgemüse sollte aufgrund seines Nährstoffgehalts regelmäßig auf dem Speiseplan stehen. Damit Babys sich nicht verschlucken ist es eine gute Idee, die Blätter in pürierter Form zu servieren.

Kabeljau mit Gemüse

11-12. Monat

Zutaten:

- 250g Kabeljau
- 3 EL Orangensaft
- 500g Kartoffeln
- 1 Kohlrabi
- 1/2 Brokkoli
- 1 Zucchini
- 1 Paprika
- 3 EL Olivenöl extra nativ
- 1 TL getrocknete Kräuter
- etwas Pfeffer
- 250g Quark
- 1 EL gehackter Schnittlauch

Zubereitungszeit: 60 Minuten

Zubereitung:

Die Kartoffeln und den Kohlrabi schälen und würfeln. Den Brokkoli waschen und in Röschen teilen. Die Paprika waschen, entkernen und würfeln. Die Zucchini waschen und würfeln. Das Gemüse mit Öl, Pfeffer und getrockneten Kräutern vermengen, auf ein mit Backpapier ausgelegtes Blech geben und bei 180°C Umluft für 20 Minuten backen. Währenddessen den Fisch abspülen, in Scheiben schneiden und mit Orangensaft und Pfeffer marinieren. Den Fisch auf das vorgegarte Gemüse legen und weitere 20 Minuten garen, bis der Kabeljau weich ist. Für den Kräuterquark den Quark mit etwas Pfeffer und Schnittlauch verrühren.

Info:

Kabeljau ist reich an Jod, welches wichtig für eine gesunde Schilddrüse ist. Außerdem versorgt er uns mit wichtigen Omega-3-Fettsäuren, die essenziell für die Gehirnentwicklung sind.

Hühnersuppe

11-12. Monat

Zutaten:

- 2 Hähnchenschenkel
- 3 große Karotten
- 1 große Stange Lauch
- 1/2 Knolle Sellerie
- 4 Kartoffeln
- 5 EL Buchstabennudeln
- 1 Bund Petersilie
- 1,75 L Wasser

Zubereitungszeit: 30 Minuten

Zubereitung:

Die Hähnchenschenkel abspülen, mit dem Wasser in einen Topf geben und aufkochen lassen. Für 40 Minuten köcheln lassen. Das Fleisch aus der Brühe nehmen und vom Knochen ablösen. Karotten waschen und würfeln, Kartoffeln und Kohlrabi schälen und würfeln. Den Lauch in feine Ringe schneiden und in einem Sieb gut abspülen. Die Brühe aufkochen lassen, das Gemüse dazugeben und 10 Minuten köcheln lassen. Die Nudeln zugeben und weitere 5 Minuten köcheln. Zuletzt das Fleisch hinzu fügen sowie die Petersilie waschen, hacken und über die Suppe streuen.

Info:

Hühnersuppe ist eine tolle Unterstützung fürs Immunsystem und wärmt von innen.

Indisches Hühnchen mit Reis

11-12. Monat

Zutaten:

- 400g Hähnchenfleisch
- 100g Joghurt
- 1/2 Limette
- 1 TL Kreuzkümmel
- 1 EL Garam Masala
- 3cm geriebener Ingwer
- 1 TL Kurkuma
- 1 TL Paprikapulver
- Butter zum Braten
- 1 Dose gehackte Tomaten
- 1 Zwiebel
- 150ml Sahne
- 200g Vollkornreis

Zubereitungszeit: 150 Minuten

Zubereitung:

Das Fleisch waschen, in Würfel schneiden und mit Joghurt und Gewürzen marinieren, mindestens zwei Stunden ziehen lassen. Den Reis nach Packungsangabe kochen. Eine Zwiebel schälen, würfeln und zusammen mit dem Fleisch in reichlich Butter anbraten. Die gehackten Tomaten dazu geben und 5 Minuten lang köcheln lassen. Die Sahne einrühren, noch einmal aufkochen lassen und mit dem Reis servieren.

Info:

Hühnerfleisch ist mager und daher leicht verdaulich. Es ist eine gute Protein und Eisenquelle. Vollkornreis ist deutlich nährstoffreicher als weißer Reis, weshalb er bevorzugt werden sollte.

Tortellini mit Sahnesauce

11-12. Monat

Zutaten:

- 100g Speck
- 200g Tortellini
- 3 EL Parmesan
- 3 Eier
- Pfeffer
- ein Bund Petersilie

Zubereitungszeit: 20 Minuten

Zubereitung:

Den Speck in einer vorgeheizten Pfanne anbraten. Währenddessen die Tortellini nach Packungsanweisung garen. Die Eier trennen und die Dotter mit dem Parmesan verquirlen. Die Tortellini zum Speck in die Pfanne geben, das Ei-Parmesan-Gemisch unterheben und mit dem Kochwasser der Tortellini anreichern bis die passende Konsistenz erreicht ist. Mit Pfeffer abschmecken. Die Petersilie waschen, hacken und über das fertige Essen streuen.

Info:

Frische Kräuter sind reich an den unterschiedlichsten Vitaminen und Mineralstoffen und können daher gerne täglich genutzt werden. Für Babys einfach ausreichend fein hacken.

Maultaschen-Pfanne

11-12. Monat

Zutaten:

- 1 Packung Maultaschen
- 250g braune Champignons
- 1 gelbe Paprika
- 1 Stange Lauch
- 1 Handvoll Cocktailtomaten
- 2 EL Öl
- 100ml Gemüsebrühe
- 100g Schmand
- 1/2 Bund Schnittlauch

Zubereitungszeit: 20 Minuten

Zubereitung:

Die Maultaschen würfeln. Lauch in Ringe schneiden und in einem Sieb gut abspülen. Die Paprika waschen, entkernen und würfeln. Die Tomaten waschen und halbieren, die Champignons waschen und würfeln. Alle geschnittenen Zutaten in einer Pfanne mit Öl einige Minuten anbraten. Mit der Brühe ablöschen, fünf Minuten köcheln lassen und den Schmand unterrühren. Den Schnittlauch waschen, fein schneiden und übers Essen geben.

Info:

Maultaschen sind ein verarbeitetes, salzhaltiges Produkt und sollten daher nicht ständig auf dem Teller landen. Ab und zu ist es aber überhaupt kein Problem und bietet eine leckere Abwechslung. Durch das Gemüse kommen die Nährstoffe auch nicht zu kurz.

Schlemmertopf

11-12. Monat

Zutaten:

- 500g Hackfleisch
- 2 Zwiebeln
- 2 Zehen Knoblauch
- 2 rote Paprikaschoten
- 300g grüne Bohnen
- 800g Kartoffeln
- 250g Karotten
- 1/2 Dose Mais
- 1/2 Tube Tomatenmark
- 1 Liter Wasser
- 2 EL Olivenöl extra nativ
- 200g Schmelzkäse
- 200g Sahne
- Paprikapulver
- Pfeffer
- Thymian

Zubereitungszeit: 50 Minuten

Zubereitung:

Die Zwiebel und den Knoblauch schälen und fein schneiden. Möhren und Kartoffeln waschen und würfeln. Paprika waschen, entkernen und würfeln. Das Öl in einem großen Topf erhitzen und das Hackfleisch darin anbraten bis es krümelig ist. Zwiebel und Knoblauch dazu geben, würzen, mit Tomatenmark verrühren und mit Wasser aufgießen. Das gewürfelte Gemüse, die Bohnen und den Mais dazugeben und 40 Minuten lang köcheln lassen. Zuletzt die Sahne und den Schmelzkäse einrühren.

Info:

Für kleine Essanfänger ist ein bunter Eintopf besonders spannend, da es viele verschiedene Geschmäcker zu entdecken gibt.

Chili con Carne

11-12. Monat

Zutaten:

- 800g Rinderhackfleisch
- 2 Zwiebeln
- 2 Zehen Knoblauch
- 2 EL Öl
- 1 rote Paprika
- 2 EL Tomatenmark
- 1 große Dose geschälte Tomaten
- 1 Dose Kidneybohnen
- 1 Dose Mais
- 500ml Wasser
- Gewürze, z.B. Cayennepfeffer, Chili, Pfeffer, Paprikapulver

Zubereitungszeit: 55 Minuten

Zubereitung:

Die Zwiebeln und den Knoblauch schälen, fein hacken und in einem Topf mit Öl anbraten. Das Hackfleisch dazu geben und weiter braten bis es krümelig ist. Die Paprika waschen, entkernen und würfeln. Zusammen mit dem Tomatenmark, den geschälten Tomaten, dem Wasser und den Gewürzen in den Topf geben und 45 Minuten lang köcheln lassen. Kurz vor Ende der Kochzeit die Kidneybohnen und den Mais zugeben und noch einmal abschmecken.

Info:

Die Schärfe des Gerichts kann erst einmal vorsichtig dosiert werden, um den Babygaumen nicht zu überfordern. Einige Kinder mögen es aber durchaus pikant. Gewürze sind förderlich für die Gesundheit, da sie jede Menge Antioxidantien enthalten.

Käse-Lauch-Suppe

11-12. Monat

Zutaten:

- 500g gemischtes Hackfleisch
- 3 Stangen Lauch
- 700ml Wasser
- 250g Schmelzkäse
- 1 Becher Creme Fraiche
- 3 EL Öl
- Pfeffer
- Muskat
- Knoblauchpulver

Zubereitungszeit: 20 Minuten

Zubereitung:

Das Hackfleisch in einem Topf mit Öl anbraten und mit Pfeffer würzen. Den Lauch in Ringe schneiden, gut abspülen und zum Hackfleisch geben. Nach fünf Minuten das Wasser zugeben und zehn Minuten lang köcheln lassen. Den Schmelzkäse und Creme Fraiche einrühren, noch einmal aufkochen lassen und mit Gewürzen abschmecken.

Info:

Lauch ist reich an Vitamin K, Vitamin C und Ballaststoffen. Das Hackfleisch ist eine gute Eisen- und Proteinquelle.

Afrikanischer Gemüsetopf

11-12. Monat

Zutaten:

- 3 große Karotten
- 3 rote Paprikaschoten
- 3 Zwiebeln
- 2 Dosen Baked Beans in Tomatensauce
- 200g Couscous
- 5 TL Currypulver
- Pfeffer
- etwas Öl

Zubereitungszeit: 40 Minuten

Zubereitung:

Die Karotten waschen und würfeln. Paprika waschen, entkernen und würfeln. Die Zwiebel schälen und würfeln. Das Gemüse in einer Pfanne mit Öl anbraten. So bald es durch ist die Bohnen in Tomatensauce zugeben und würzen. Zehn Minuten köcheln lassen und dabei immer wieder umrühren. Währenddessen den Couscous mit kochendem Wasser übergießen und ziehen lassen.

Info:

Couscous enthält vor allem Kalium, B-Vitamine und Proteine, genau wie die Bohnen. Durch das Gemüse kommen weitere Vitamine wie Beta-Karotin und Vitamin E dazu.

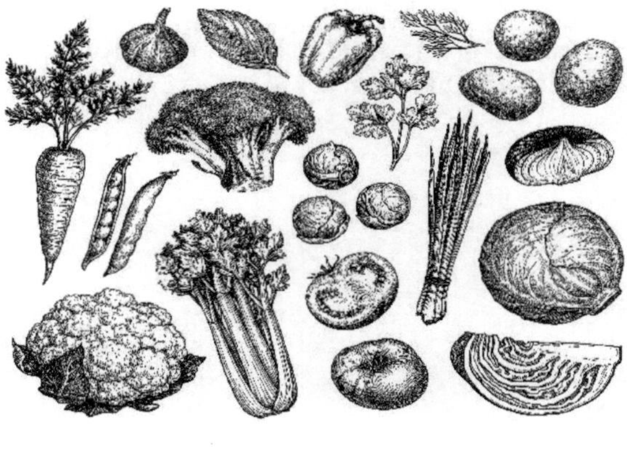

Linsen-Curry

11-12. Monat

Zutaten:

- 450g Süßkartoffeln
- 1 rote Paprikaschote
- 2 Zehen Knoblauch
- 2 Zwiebeln
- 1 EL Olivenöl extra nativ
- 2 EL Tomatenmark
- 2 TL Currypulver
- 2 TL Kurkuma
- 1 TL Garam Masala
- 200g rote Linsen
- 500ml Kokosmilch aus der Dose
- 250ml Wasser

Zubereitungszeit: 35 Minuten

Zubereitung:

Die Süßkartoffeln schälen und würfeln. Die Paprika waschen, entkernen und würfeln. Zwiebel und Knoblauch schälen und würfeln. Das Öl in einem Topf erwärmen und darin die Zwiebeln und den Knoblauch anschwitzen. Paprika und Süßkartoffeln dazugeben und einige Minuten braten. Tomatenmark, Gewürze, Linsen, Kokosmilch und Wasser dazugeben und 25 Minuten lang köcheln lassen.

Info:

Linsen sind reich an Eisen, Zink und Proteinen. Die Kokosmilch gibt jede Menge Kalorien und dient als Geschmacksträger.

Linseneintopf

11-12. Monat

Zutaten:

- 250g braune Tellerlinsen
- 300g Räucherbauch
- 1 Zwiebel
- 1 Bund Suppengrün
- 400g Kartoffeln
- Pfeffer
- 2 Paar Wienerle oder Frankfurter Würstchen
- etwas Essig
- Thymian
- Majoran

Zubereitungszeit: 20 Minuten

Zubereitung:

Die Linsen in 750ml Wasser zum Kochen bringen. Währenddessen den Bauchspeck würfeln und zusammen mit den Gewürzen zu den Linsen geben. Bei geringer Hitze 40 Minuten köcheln lassen. Das Gemüse waschen, würfeln und in den Topf mit den Linsen geben. 20 Minuten köcheln lassen und zuletzt den Essig und die in Scheiben geschnittenen Würstchen hinzugeben. Mit Gewürzen abschmecken.

Info:

Linsen sind reich an Eisen, Zink, Proteinen und B-Vitaminen.

Gebratener Reis mit Hühnchen

11-12. Monat

Zutaten:

- 400g Vollkornreis
- 400g Hühnerbrust
- 3 Eier
- 3 TL Stärke
- 1 TL Sesamöl
- 1 Tasse Erbsen
- 1 Zwiebel
- 1 Zehe Knoblauch
- 2 Karotten
- 2 rote Paprikaschoten
- 5 Champignons
- 3 EL Sojasauce
- Pfeffer
- Öl zum Braten

Zubereitungszeit: 20 Minuten

Zubereitung:

Den Reis nach Packungsanweisung kochen und abkühlen lassen. Zwiebel und Knoblauch schälen und fein schneiden. Die Karotten waschen und in feine Streifen schneiden. Die Paprika waschen, entkernen und würfeln. Die Pilze ebenfalls waschen und würfeln. Den Reis in einer beschichteten Pfanne mit etwas Öl fünf Minuten lang anbraten. Währenddessen das Fleisch waschen und würfeln. Den Reis aus der Pfanne nehmen und das Fleisch knusprig braun anbraten. Das Gemüse und die Eier zugeben und einige Minuten weiter braten. Den Reis wieder in die Pfanne geben, mit den anderen Zutaten verrühren und würzen.

Info:

Dank Vollkornreis und Gemüse ist das Gericht reich an wichtigen Nährstoffen wie Eisen, Zink und Folsäure.

Schupfnudelpfanne

11-12. Monat

Zutaten:

- 1 Zwiebel
- 2 kleine Zucchini
- 100g Tomaten
- 2 EL Öl
- 1 EL Butter
- 400g Schupfnudeln
- 1 Zehe Knoblauch
- Pfeffer
- Muskat

Zubereitungszeit: 15 Minuten

Zubereitung:

Die Zwiebel und den Knoblauch schälen und fein schneiden. Die Tomaten waschen und würfeln. Öl und Butter in einer Pfanne erhitzen und darin alle Zutaten anbraten. Mit Pfeffer und Muskat abschmecken.

Info:

Da Kinder nur wenig Salz essen sollten, ist in diesem Rezept keines enthalten außer in den Schupfnudeln. Die Erwachsenen können einfach auf dem Teller nachsalzen.

Djuvec-Reis

11-12. Monat

Zutaten:

- 1/2 Zwiebel
- 1 Zehe Knoblauch
- 2 EL Butter
- 1/2 Tasse Reis
- 1 Dose stückige Tomaten
- 3 EL Ajvar
- 2 Tassen Wasser
- etwas Pfeffer
- 1 TL Paprikapulver
- 1 Tasse Erbsen
- 1 rote Paprika
- 1 EL geschnittene Petersilie

Zubereitungszeit: 20 Minuten

Zubereitung:

Die Zwiebel und den Knoblauch schälen und fein schneiden und beides in Butter andünsten. Die restlichen Zutaten zugeben und 20 Minuten lang köcheln lassen.

Info:

Der Reis kann entweder als Hauptspeise oder mit Cevapcici gegessen werden.

Gemüseschmarrn mit Dip

11-12. Monat

Zutaten:

- 1 Zwiebel
- 100g Champignons
- 100g Karotten
- 100g Zucchini
- 3 Eier
- 200ml Milch
- 1 EL Parmesan
- 150g Mehl
- Pfeffer
- Öl zum Braten
- 125ml Sauerrahm
- 125ml Joghurt
- 2 Zehen Knoblauch
- 1 EL fein gehackte Kräuter

Zubereitungszeit: 20 Minuten

Zubereitung:

Die Zwiebel schälen und fein schneiden. Champignons waschen und in Scheiben schneiden. Karotte und Zucchini waschen und raspeln. Das Gemüse in einer vorgeheizten Pfanne mit etwas Öl anbraten, danach beiseite stellen. In der Zwischenzeit die Eier trennen und das Eigelb mit Milch, Parmesan und etwas Salz verquirlen. Das Mehl zugeben und gut verrühren. Das Eiweiß steif schlagen und unter das Gemüse heben. Den Teig in einer Pfanne von einer Seite ausbacken, mit einem Pfannenwender in vier Stücke zerteilen und wenden. Danach in mundgerechte Stücke teilen. Für den Dip den Knoblauch pressen und mit Sauerrahm, Joghurt und Kräutern verrühren.

Info:

Der Dip ist reich an Kalzium, Jod, Selen und B-Vitaminen. Auch Zwiebeln und Pilze enthalten Selen, welches wichtig für die Schilddrüsengesundheit ist.

Zucchini-Auflauf

11-12. Monat

Zutaten:

- 6 gekochte Kartoffeln
- 500g Hackfleisch
- 1 Zwiebel
- 1 Zehe Knoblauch
- 2 Zucchini
- 1 Packung passierte Tomaten
- 1 Packung geriebener Käse
- etwas Pfeffer
- italienische Kräuter
- etwas Öl

Zubereitungszeit: 20 Minuten

Zubereitung:

Den Backofen auf 200°C Ober-/Unterhitze vorheizen. Die gekochten Kartoffeln schälen und würfeln. Eine Auflaufform einfetten und die Kartoffelstücke darin verteilen. Zucchini waschen, fein würfeln und ebenfalls in die Auflaufform geben. Zwiebel und Knoblauch schälen, fein hacken und in die Form füllen. Das Hackfleisch in einer Pfanne anbraten bis es krümelig ist, mit den passierten Tomaten abgießen und kurz aufkochen. Mit den Gewürzen abschmecken und in die Auflaufform geben. Streukäse darüber streuen und für etwa 20 Minuten backen bis der Käse eine schöne Kruste ergibt.

Info:

Da Babys pro Tag maximal 200ml Milch (auch in verarbeiteter Form) zu sich nehmen sollen kann man den Käse auf dem Babyteller auch einfach weglassen, sollte es zu den anderen Mahlzeiten schon Milchprodukte gegeben haben.

Lauch-Quiche

11-12. Monat

Zutaten:

- 300g Blätterteig
- 2 Zwiebeln
- 2 Stangen Lauch
- 200g Schinken
- 20g Butter
- 150g geriebener Käse
- 4 Eier
- 200g Sahne
- Pfeffer
- Paprikapulver

Zubereitungszeit: 50 Minuten

Zubereitung:

Den Blätterteig 3mm dick ausrollen und eine Quicheform damit auslegen. Die Zwiebeln schälen und würfeln, den Lauch in feine Ringe schneiden und in einem Sieb gut abspülen. Den Schinken würfeln. Alles in Butter anbraten. Den geriebenen Käse, die Eier und die Sahne vermischen und mit der angebratenen Masse verrühren. Würzen und auf dem Blätterteig verteilen. Im vorgeheizten Backofen bei 200°C circa 35 Minuten lang backen.

Info:

Da der Blätterteig in der Regel Salz enthält sollte das restliche Gericht nicht gesalzen werden.

Sahniges Kohlrabigemüse

11-12. Monat

Zutaten:

- 3 Kohlrabis
- 2 EL Butter
- 2 EL Mehl
- 200ml Milch
- Pfeffer
- geriebene Muskatnuss

Zubereitungszeit: 20 Minuten

Zubereitung:

Den Kohlrabi schälen und würfeln. In einem Topf mit Wasser bedecken und für 15 Minuten köcheln lassen bis der Kohlrabi gar ist. In ein Sieb abgießen und das Kochwasser aufheben. In einem Topf die Butter schmelzen, das Mehl unterrühren und mit Milch und 200ml Kochwasser ablöschen. Mit Pfeffer und Muskat abschmecken, den Kohlrabi dazu geben und noch einmal aufkochen lassen.

Info:

Der Kohlrabi kann entweder als Hauptgericht oder als Beilage zu Fleisch oder Kartoffeln gegessen werden.

Spinatlasagne

11-12. Monat

Zutaten:

- 800g Blattspinat
- 2 große Zwiebeln
- 2 Zehen Knoblauch
- 400g passierte Tomaten
- 2 EL Tomatenmark
- 2 EL gehackte Kräuter
- 350g Frischkäse
- 100g Parmesan
- Lasagneplatten
- Pfeffer
- Paprikapulver

Zubereitungszeit: 55 Minuten

Zubereitung:

Die Zwiebel und den Knoblauch schälen und würfeln. Beides in einer Pfanne mit etwas Öl anbraten, nach einigen Minuten den Spinat zugeben und heiß werden lassen. Den Frischkäse unterrühren und mit Pfeffer und Paprikapulver abschmecken. In einem Topf die passierten Tomaten mit dem Tomatenmark und den Kräutern vermischen, mit Gewürzen abschmecken und fünf Minuten lang köcheln lassen. Eine Auflaufform einfetten und die Zutaten in dieser Reihenfolge schichten, bis alles aufgebraucht ist: Tomatensauce, Lasagneplatten, Spinat. Den Parmesan darüber streuen und bei 175°C Umluft circa 40 Minuten lang backen.

Info:

Die Lasagne lässt sich auch mit Hackfleisch oder anderem Gemüse zubereiten. Spinat ist reich an Eisen und sekundären Pflanzenstoffen, weshalb er gerne regelmäßig auf dem Teller landen darf.

Schupfnudel-Auflauf

11-12. Monat

Zutaten:

- 1 Kopf Wirsing
- 150g Zwiebel
- 200g Kasseler
- 125ml Wasser
- 400g Schupfnudeln
- 125g saure Sahne
- 1 TL mittelscharfer Senf
- 50g geriebener Käse
- 1 EL gehackte Kräuter
- Pfeffer

Zubereitungszeit: 50 Minuten

Zubereitung:

Den Wirsing vierteln, den Strunk heraus schneiden und in feine Streifen schneiden. Diese gut abwaschen und abtropfen lassen. Die Zwiebel schälen und würfeln. Zwiebel und Wirsing in einem großen Topf andünsten. Das Wasser dazu geben und 15 Minuten lang bissfest garen. In der Zwischenzeit das Kasseler würfeln und mit den Schupfnudeln unter den Wirsing mischen. Die saure Sahne unterheben, mit den Gewürzen abschmecken und in einer gefetteten Auflaufform verteilen. Den Käse und die Kräuter darüber streuen und bei 200°C Ober-/Unterhitze 25 Minuten lang backen.

Info:

Wirsing ist reich an Folsäure, Vitamin C, Kalium und Magnesium.

Hühnerfrikassee

11-12. Monat

Zutaten:

- 1 Brathähnchen
- etwas Zitronensaft
- 1 Zwiebel
- 2 Tomaten
- 2 Eigelb
- 1/2 Becher Sahne
- 1 Glas Spargelstücke
- 1 Glas Erbsen und Möhren
- 1 Glas Champignons
- etwas Mehl
- etwas Margarine

Zubereitungszeit: 100 Minuten

Zubereitung:

Das Hähnchen in einen Topf geben und diesen zu 3/4 mit Wasser füllen. Die Zwiebel schälen und fein würfeln, die Tomaten waschen und ebenfalls würfeln. Beides in den Topf mit dem Hähnchen geben und köcheln lassen bis das Fleisch gar ist. Danach aus dem Topf nehmen und abkühlen lassen. Die Brühe aufbewahren. Margarine in einem Topf schmelzen, mit dem Mehl verrühren und die Geflügelbrühe dazu gießen. Zehn Minuten lang köcheln lassen, mit Zitronensaft und Gewürzen abschmecken und das Eigelb sowie die Sahne einrühren. Das vom Knochen getrennte Fleisch, die Champignons, den Spargel, die Erbsen und die Möhren hinzufügen und noch einmal aufwärmen.

Info:

Das Hühnerfrikassee kann zu Reis oder Kartoffeln gegessen werden. Spargel ist reich an Kalium und Kalzium und bei Kindern oft sehr beliebt.

Spaghetti Carbonara

11-12. Monat

Zutaten:

- 150g Schinkenwürfel
- 1 EL extra natives Olivenöl
- 200g Spaghetti
- 3 Eigelb
- 100ml Sahne
- 50g geriebener Parmesan
- Pfeffer

Zubereitungszeit: 20 Minuten

Zubereitung:

Die Schinkenwürfel in einer Pfanne in etwas Öl anbraten. Währenddessen die Spaghetti kochen. Eigelb, Sahne, Parmesan und Pfeffer verquirlen und die Masse mit den Nudeln und den Schinkenwürfeln vermischen.

Info:

Damit die Spaghetti auch von Babys gut gegessen werden können sollten sie klein geschnitten werden.

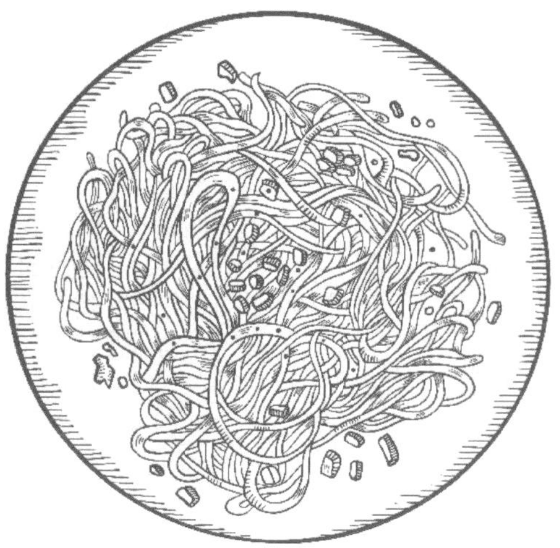

Paprika-Hähnchen

11-12. Monat

Zutaten:

- 4 Hähnchenbrustfilets
- 2 rote Paprikaschoten
- 1 grüne Paprikaschote
- 1 Zwiebel
- 2 Zehen Knoblauch
- 1 Becher Sahne
- 1 Becher Schmand
- 1 TL Tomatenmark
- 125ml Wasser
- 100g geriebener Käse
- Paprikapulver
- Pfeffer

Zubereitungszeit: 40 Minuten

Zubereitung:

Das Fleisch waschen, würzen und in eine Auflaufform legen. Die Paprika waschen, entkernen und in Streifen schneiden. Diese auf den Filets verteilen.Die Zwiebel und den Knoblauch schälen, fein schneiden und in etwas Öl anbraten. Tomatenmark, Gewürze, Sahne, Schmand und Wasser hinzufügen und einmal aufkochen lassen. Die Sauce in die Auflaufform gießen, den geriebenen Käse darauf verteilen und bei 180°C Ober-/Unterhitze 30 Minuten lang garen.

Info:

Zum Hühnchen passt besonders gut Reis. Dieser sollte möglichst in der Vollkornvariante gekauft werden, da er so deutlich mehr Nährstoffe enthält.

Kürbissuppe

11-12. Monat

Zutaten:

- 1 Hokkaido Kürbis
- 2 Kartoffeln
- 1 Stange Lauch
- 30g Butter
- 1 Liter Wasser
- Pfeffer

Zubereitungszeit: 40 Minuten

Zubereitung:

Den Kürbis waschen, entkernen und mitsamt der Schale würfeln. Den Lauch in Ringe schneiden und gut abwaschen. Die Kartoffeln waschen und würfeln. Alle Zutaten mit dem Wasser aufgießen, 30 Minuten lang köcheln, pürieren und mit Pfeffer abschmecken.

Info:

Kürbis ist reich an Beta-Karotin, welches vom Körper zu Vitamin A umgewandelt wird. Dieses ist wichtig für eine gute Sehkraft.

Nudeln mit Lachs

11-12. Monat

Zutaten:

- 200g Lachs
- 200g Sahne
- 200g Kräuerfrischkäse
- 200ml Wasser
- 1 Zwiebel
- 10g Butter
- 250g Vollkornnudeln
- 1 TL getrocknete Kräuter

Zubereitungszeit: 20 Minuten

Zubereitung:

Die Zwiebel schälen und fein würfeln. In einer Pfanne in etwas Butter anbraten. Den Lachs waschen, schneiden und mit in die Pfanne geben. Kurz anbraten und mit Sahne und Wasser ablöschen. Aufkochen und den Frischkäse einrühren. Nochmals aufkochen, abschmecken und beiseite stellen. Die Nudeln nach Packungsanweisung bissfest garen und mit der Sauce zusammen servieren.

Info:

Lachs ist reich an Jod und Omega-3 und darf gerne regelmäßig auf dem Speiseplan stehen, um den Bedarf an diesen beiden wichtigen Nährstoffen zu decken.

Kohl-Pfanne

11-12. Monat

Zutaten:

- 500g Rinderhackfleisch
- 1 Zwiebel
- 2 Zehen Knoblauch
- 1kg Weißkohl
- Tomatenmark
- etwas Saucenbinder
- Pfeffer

Zubereitungszeit: 50 Minuten

Zubereitung:

Das Hackfleisch in einer Pfanne anbraten, bis es krümelig ist. Die Zwiebel und den Knoblauch schälen, fein schneiden und zum Hackfleisch geben. Den Weißkohl grob würfeln und ebenfalls in die Pfanne geben. Weiter braten bis der Kohl braun ist, danach das Tomatenmark, einen Liter Wasser und Pfeffer dazu geben. Für 30 Minuten köcheln lassen, falls nötig mit Saucenbinder andicken und servieren.

Info:

Kohl enthält Bitterstoffe die vor allem auf die Darmgesundheit positive Auswirkungen haben.

Auberginen-Auflauf

11-12. Monat

Zutaten:

- 500g Aubergine
- 6 EL Olivenöl extra nativ
- 1/2 Bund Petersilie
- 1 Dose Tomaten
- 1 Zehe Knoblauch
- 100g Creme Fraiche
- 50g geriebener Käse
- Cayennepfeffer
- Salz

Zubereitungszeit: 60 Minuten

Zubereitung:

Die Auberginen waschen, in Scheiben schneiden und von beiden Seiten salzen und pfeffern. Die Scheiben auf ein eingefettetes Backblech legen, mit Öl beträufeln und bei 200°C Ober-/Unterhitze für 35 Minuten backen. Währenddessen die Petersilie waschen und hacken. Den Knoblauch pressen und mit den Tomaten, der Petersilie und Gewürzen mischen. In einer weiteren Schüssel Creme Fraiche mit dem geriebenen Käse verrühren. Eine Auflaufform einfetten und abwechselnd die Auberginenscheiben und die Tomatensauce schichten. Die Käse-Mischung darauf verteilen und den Auflauf bei 200°C Ober-/Unterhitze 15 Minuten backen.

Info:

Auberginen enthalten sekundäre Pflanzenstoffe die die Entstehung von Krebs hemmen und den Blutdruck stabil halten.

Impressum:

Artur Trei
Wolfsburger Str. 6 A
38165 Flechtorf

Printed in Poland
by Amazon Fulfillment
Poland Sp. z o.o., Wrocław

16150503R00097